戒斷日記

陳玉慧

Jade Y. Chen

Le Spleen

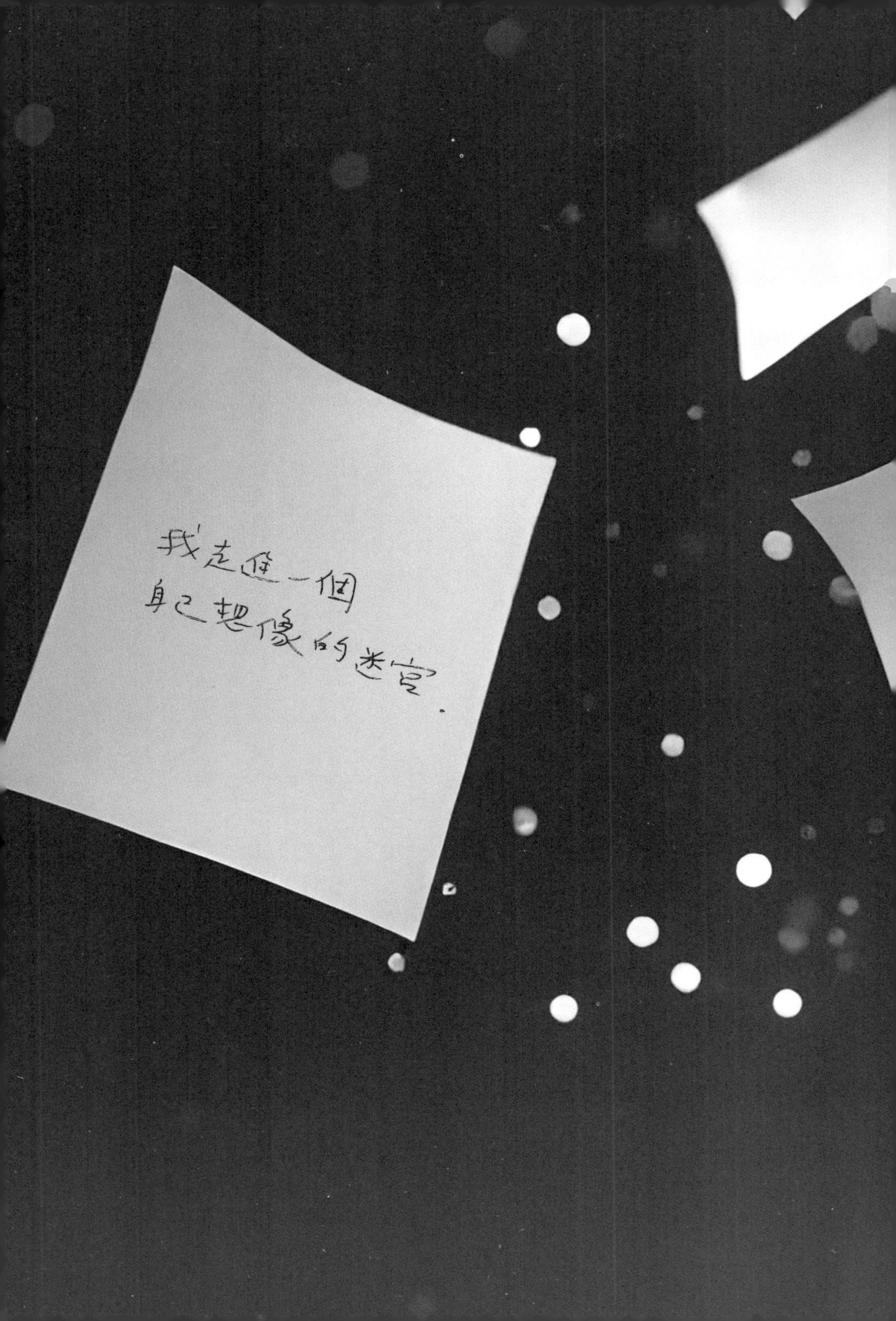
我走進一個
自己想像的迷宮。

1

七年前吧，我坐在柏林潘斯勞爾堡區一個家庭醫師面前，他到處打電話為我詢問是否有醫院要收留我，那是在深冬陰暗的診所房間。

他說，我不會再給你開處方箋了，你必須去醫院，而且立刻去。但那天下午，明顯的，醫院都在忙，沒有人接電話。

我用不安的眼神和聲音，請求家庭醫師至少開史蒂諾斯(Stilnox)處方箋給我過年節。

當時，我覺得我的家庭醫師反應太誇張了，我有點擔心他叫救護車立刻把我送至任何一家醫院的急診室。

他是一個懂中醫和針灸的德國醫師，東歐血統，個子小小的，說不出他是關心我，還是他真的覺得我的事情太誇張。

那時，我剛離婚不久，一個人住在柏林。那一天聖誕節將至，街上張燈結彩，連續的幾場大雪，使我不得不小心走過泥濘的路邊，心裡在想我必須一個人過節，需要買聖誕樹嗎？可能在歐洲太久，習慣婚姻家庭生活，買顆樹過聖誕節，對我是一份重要的儀式感。

當時的我，已習慣吃安眠藥，就吃這麼多顆，我從卅多歲那一年開始吃，剛開始半顆，愈吃愈多，心情真不好的話，我可以吃藥從晚上睡到早上，又從早上睡到晚上。我睡過好多人生的日子。

我住的是東德，格萊姆街是文青區，每每走過街邊常聞到大麻味，我的朋友之中有人是著名的舞台劇院總監導演或舞者，也有高知青家庭主婦，不少人吃搖頭丸或什麼我不知道的，但我不喜歡那些，我只吃安眠藥。有人笑我，都是吃藥，也許妳這種藥更糟也不一定。

在後來的日子裡，我繼續錯待自己，偶而過幾天正常生活，離婚後，也許憂鬱症也復發了，藥愈吃愈重，我必須把日子睡過去。

而北德的冬天，沒有陽光的日子太難了，或許不該離開他，沒有他的日子太難了，但或許都是藉口。

至少我很努力了。

2

現在是七年後，二〇二五年的冬天，我回到臺灣。

人在台北，這家醫院是我自己主動走進來的。他們曾經給過我一次住院床位，我延誤過一次。那一次我來了醫院才知道，我好驚訝，原來醫院沒有單人房，只有四人房，所以，就放棄了。

這一次終於做下自己也有點意外的決定，我願意接受四人房的條件，在一天之內，提著簡單行李來辦住院手續。

我走進一個我一直不敢來的，自己內心想像的心靈迷宮。

簡陋的病房正像我的心。狹小黯淡似乎鋪陳著一層抹不去的陳舊灰塵。

多少人在這裡戒治過多少古老又令人害怕的精神疾病？

一時，我又不太願意進去了。

但你，病，了。

彷彿有人在我耳裡提醒我。

二位護理師陪著我走進去，我們檢查了行李，我是在精神病院，所有可能自傷或傷人的物品全得留下，手機也不能。

能帶進來的東西其實不多，最多只包括日用衣物和盥洗用具，好多我從來沒想過的東西，比如原子筆和筆記本（因為上面有圈住筆記本活頁紙的塑膠圈），小小香水瓶也不行，我帶來的行李只剩衣服了，其他一無所有。好吧，一切檢查完畢，經過警局，是的，警局就設在入口處。

我想，沒有那些身外之物，我應該可以存活吧。但我堅持帶一支筆和一本筆記本，他們不肯，就因為筆記本上的塑膠圈，除非把圈圈拆下，而且筆得改為鉛筆。

我就這樣來到這家精神病院開始這次自願的戒斷之旅。

這需要多大的改變，對我這麼一個任意及喜好自由的人，能適應嗎？就當做一趟地獄之旅吧，那會有多糟呢？

來到四人病房，坐在靠窗的床上，內心仍然在掙扎，猶豫。

但我也企圖說服自己克服那不舒適的感覺，尤其周遭病房的氣味，留下來。

能不能留下來啊？我用德文問自己，小聲地發出聲音。這幾年來，我發現自己經常自言自語了，用英文、德文、法文，有時還有一連串我並未遺忘的閔南語。或許我應該再把閔南語練得更好些？

彷彿我一邊說話，是為了一邊提醒自己，不要錯過此刻啊，不要錯過人生。

3

走進女性浴廁。

他是一位壯碩的病人，我走過他時，他的眼光直對著我。我帶著口罩，張大眼睛，眼光全神貫注，我下意識也有自我保護的感覺。

我看向他，我害怕他傷害我。

一瞬間，我感覺安全，從他溫和的眼神，我知道他不會傷害我，或者他傷害不了我。

這名壯碩男子的人在我之後，也走進浴廁，我立刻警覺到，會不會我可能走到了男廁。

「抱歉，」我說，並且立刻退出。但同時發現，這是女廁，她應該是女性。她沒看我，沒有任何反應或回答。她的模樣像監獄女老大，她沒看上我，繼續安靜地往前走。我回到房間，隔天才知道女老大是開錢莊的，她吸海洛因，甚至傳言她也進口海洛因。

這裡大多數是有案在身或被警察或父母強制送進來的毒癮犯，他們吃安非他命，K他命，海洛因，也有博癮，酒癮等等，常客很多，有些人經常被送回來，不管什麼癮，很少人自願而來。今年來戒安眠藥的人很少，目前只有我一位。

4

我的病房在四樓B區，此區有二側，一側是男性病房，右側是女性病房，中間是休息區和男女浴廁。

臥室房間內三位女性都在睡覺，奇怪的是，才踏進病房，我也開始感到昏沈想睡，但治療尚未開始，且現在是中午。

醫師每天都會來巡房，護理師按照醫師的處方發藥，推著藥車在休息室或病房房間裡發藥，一天三次，護理師會看著病人將藥服下。

那次是在休息區，我突然注意到一位護理師詢問領藥的男子，「最近是不是沒安全感？」

男人說：不會。但他提到他拉肚子。

藥師問：今天幾次？

男人答：十次。

護理師提高聲量說：你拉十次！那這藥不能吃了。

這句拉高聲量的話大家都聽到了，就像在這之後，她也當場大聲詢問我：妳這二天上大號了嗎？

不能私下問嗎？如果非得當眾大聲叫喊，不能說如廁嗎，至少文雅一點。

當下，我對她提問題的聲量感到驚訝，立刻逃離現場，我不想當眾回答這麼私密的問題。包括，妳丈夫在那裡，外國人？為什麼離婚，離婚幾年了。

我可以都告訴你，但您可否小聲點或換個地方問？

後來的事實是，我在病院的前十天完全無法「如廁」，無論我吞了多少輕便劑。

5

大家都穿著院方的制服，藍色圖案的棉質睡衣、睡褲。他們給我S號，但我要求L號，我只是看起來瘦小，我堅持。好吧，他們不認同但給我了S號，我也隨及穿上，看起來就像精神病人，我自言自語，和大家一樣吧，反正這裡就是精神病院。

想離開這裡的心理掙扎還在，我穿著一身像兒童睡衣的制服，又回到四人的房間。這裡，一天我都待不了。我怕別人聽懂，於是和同房加拿大來的華裔女孩講英文。這病房內沒有窗簾，我無法在光亮中睡覺啊。

女孩說，我沒差，因為我都是包著圍巾和頭帽睡覺。

「這裡為什麼沒有窗簾？」我走到櫃檯詢問。一位護理師說：「因為這裡是臺灣，不是你們國外。」另一位護理師說，「因為這裡是病院不是旅館。」

記憶以來，好像從沒住過沒有窗簾的臥房，我是認真的，但護理師認為我在胡言亂語，或者以為我正在發病？我繼續逢人就說，我寧願不停詢問，我無法接受陳腔濫調和虛假的回答。

難道這裡沒有經費裝設窗簾？難道他們家裏的臥室也沒有窗簾？

隔天，醫師給我了回答：「日出而做，日落而息。」人體必須適應陽光和大腦內褪黑激素的分泌，才能有正常的睡眠，「所以不需要窗簾。」

「是喔。」我回答，但他並未完全說服我。

曾經在夏天去北極國度，那裡到深夜都是陽光，旅館都有窗簾。其實，在柏林的生活應該無法「日出而做，日落而息」，夏夜晚上十點還有陽光，如果想早睡，就會需要窗簾。不過，冬天下午三點天就就暗了，早上十點才真的天亮，可能不需要窗簾。

護理師看著我吞下好多藥，看著我走回臥房，躺在床上，才關燈離開。

6

忘了帶德國作家湯瑪斯・曼（Thomas Mann）的《魔山》（*Der Zauberberg*），很想重讀這一本。作家是因為拜訪患肺結核的妻子而到瑞士山上療養院，之後寫了這本書，他在此書批評了二次戰後的歐洲上層社會，重新思索人與疾病和死亡的關係。

年輕時喜歡法國作家莒哈絲（Marguerite Duras），她曾因長期酗酒被送去戒酒，出院後的她對媒體說，「雖然戒了，但我情願能喝，我還是會想喝。」她才出院不到半年，那本回憶她在印度支那的年少生活，自傳式小說《情人》（*L' Amant*）便出版了，轟動一時，那是她畢生的代表作。

以前我也喝酒，離婚那一年，我失去他的陪伴，我執迷般投入寫作，邊寫邊喝，每天喝一瓶聖埃米昂。喝到我不好意思去丟垃圾，怕鄰居看到空瓶。但還好戒酒很容易，我沒有喝酒的問題，只是滴酒不沾也很難，我偶而會和朋友或情人小酌對飲。

許多作家不也都失眠，華滋華斯（William Wordsworth）、艾密莉・勃朗特（Emily Jane Brontë）、納博科夫（Vladimir Vladimirovich Nabokov）和普魯斯特（Marcel Proust），他們不也服用安眠藥，沒人知道安眠藥對他們的人生或寫作留下什麼影響？也有作家睡得很好，像村上春樹，他每天都還午睡。我好懷念小時候的午睡，睡到在枕頭上流口水並且被人叫不醒的時光。

我也懷念，剛到巴黎分租著名女藝術家蘇菲卡兒（Sophie Calle）的房子，那一年我每天幾乎都睡十小時。

7

才來醫院二天，就發覺，這裡就像一個社會，有著一個類似的社會制度在運轉。

空曠的休息室有根石柱，柱子上安裝了一隻公共電話，旁邊有個桌子，我就坐在那裡寫日記。但因靠近柱子，自然會聽到來打電話的人的談話內容，打電話必須用自費的電話卡。這隻猶如古董的公共電話讓我回憶起我的年輕歲月，無知，天真，對藝術和人生充滿熱情。那時，我用這種電話打電話給很多人。

有好幾天，一位四十幾歲的中年男人站在我身邊，打了無數通電話給他母親。

他說，「媽，我牙痛。」

但他媽媽似乎沒有回答他什麼，他一直重複，「我就牙痛呀！」但他有犯案在身，不能出院，而且看牙是白天的事，現在是夜晚。

休息區現在坐了大約六、七人，正在看著電視上的古裝劇，可能又是《甄環傳》，我不是太著迷這類的故事，故事不外一群王妃彼此較勁或較智，爭取皇上的恩寵。聲量似乎沒法再調低了，而宮內不知發生什麼大事，電視的聲音比之前更為嘈雜。

輪到我要吃藥了，護理師在我吞下三顆藍色藥物後說，「請你張開嘴巴，讓我確定你真的有把藥吞下。」這是今天我服下的第十一顆。吐出舌頭檢查是因為不少病人不想戒癮，因此有人會含著藥之後離開吐掉。

我想起曾經和L的談話，「妳不吃會怎樣？」「睡不著。」「睡不著就睡不著，保証三天後你就累死，一定會睡著。」「不，不能，我無法想像那三天。」他是最早開始覺得我不正常的朋友。

有一次藥用完了，我知道一個朋友有存藥，我向她求助，她說，「沒事，去睡吧。」便把電話掛了，理都不理會我。另外一位則讓我半夜搭計程車去取，他給了我幾顆，面露擔心的神情，他似乎覺得他遞給我的是毒品。

那一次失眠的原因是，原本已中斷使用藥物了，正在交往的男友突然二天不見人影，但他人在墨西哥城，我不知如何找他？整整等了二天後，他打電話給我，他在高速公路駕車，因過於疲憊，駕車時睡著了，車子撞上前面的車輛，他被送去醫院。不但一隻手臂上了石膏，右眼受傷，而且得負責撞車的交通責任。

簡陋的病房，
正像我的心境。

我有一個大量吃藥的母親，她在懷我時，就吃安眠藥了。我的童年回憶有許多媽媽吃藥的事。

「看到媽那樣，妳還吃。媽一輩子吃安眠藥，很早便失智了。」我妹妹也有失眠問題，但她寧可徹夜不眠，她一顆也不吃，她經常徹夜不眠。

她也說了重話，不吃會怎麼樣，別把自己弄得不吃安眠藥有多嚴重，睡不著就睡不著，又不會死。

她說得輕輕鬆鬆，但我不能躺個幾天，我必須睡覺，因為我得起床工作，寫那本寫不完的書。

8

疫情期間，我經歷了恐慌症。

是的，我分分秒秒覺得自己要掛了。那一天，原本坐在咖啡館寫作，朋友來電問，要不要去看她的新家，我放下小說，去了她的新居，我們談起她已逝的丈夫和三毛，突然間，我覺得身體有什麼差錯，幾乎快不能呼吸了。

友人要我先去她新居前的公園散步，我便一人在公園走動，試著腹部呼吸，但恐懼感不斷在內心升起，我覺得有什麼不對勁，我的人生可能就此打住，甚至往生。我回到友人的新居門口，事情不巧的是，門鈴壞了，而我隨身未帶手機。我的恐懼感愈來愈大，於是只能向屋內呼叫，友人終於來開門了，我告訴她，我需要救護車，我感覺自己的身體已經快離開自己了。

友人叫不到救護車，或者她不覺得情況有那麼嚴重。我們上了計程車，我在計程車上向她交待後事，照片和日記全毀去，我有一些存款，一棟房子在柏林，一棟房子在台北，等等，我擁有不多，唯獨我寫過的日記太多，我不知道怎麼辦，燒掉嗎？後事沒交待完，我們已抵達醫院。

我躺在急症病房，一位女性義工可能還搞不清楚怎麼回事，她不停在我耳邊問：「看著耶穌了嗎？看到光了嗎？不要怕，走過去。」而我什麼都沒看到，只是恐慌。

醫師為我注射鎮靜劑，然後，點滴打完，問我幾句話，便開了十顆贊安諾給我，要我回家。

但從那一天起的一個多月，我時時刻刻感到瀕死，我活不下去了，但我不想死。因為不知道怎麼活下去，我搬到了豪華旅館，我沒多想，反正離死亡已經這麼近，以後可能用不上錢了。在旅館至少有人知道我是否活著。

我在旅館住了一個月，遇見一位僧人。感恩他那時的救助，他說，你不必擔心，發生任何事我都會幫助你，他幫我搬回家住，打掃整理，他教我呼吸，他在我感覺瀕死時和我對話。

他真的向我伸出援手，他時時陪坐在我身邊，並且為我按摩。與性無關。只是我不覺得按摩會改善瀕死。我仍然不知道到底發生了什麼，我只好堅持每天去公園和一群人練晚操，我會先吃二顆贊安諾再去，深怕自己死於練功的現場。

那時，因為害怕，我的安眠藥開始加量了。不過或許有僧人的陪伴，恐慌症倒是慢慢就好了。感恩這位素昧平生的和尚，之後，我們再也沒聯絡了。

他在我的生命裡留下印記。

9

今天醫師和我談話，他打算為我改開代替藥，我突然對他說，就開藥吧，不必告訴我藥名。我不想知道藥名了，只要能戒掉史蒂諾斯

（Stilnox）和宜眠安（Imovane）這種成癮藥就好。

那個一直為了牙痛而打電話的男人現在跑去櫃檯說，「我媽是站在你們這邊，她不來接我，所以我必須自己辦請假出院看牙醫，」櫃檯沒人理會他，他又打了兩次電話，沒人接，他於是便轉向櫃檯借了一瓶可樂。

他說，「這裡不讓人出去看牙，也不讓人運動，病怎麼會好？」

精神科是我妹妹的專業，她非常堅持她的看法，她認為我是憂鬱症，我該改吃抗憂藥而不是安眠藥。我可能真的有輕度憂鬱，但我認為那只要多多運動和曬太陽即可，我還是想好好睡覺，安眠藥是我多年來的方法。

醫護人員在我吞下藥後又再一次告訴我，「等一下九點鐘，所有病房就會關燈，包括休息室也一樣。」我一直坐在休息室的角落寫字，關燈後，我最後可以被庇護的地方也不能待了。

另一位醫護人員正在大聲告訴那位牙痛的男人，「你服用安非他命跟我們無關，你在這裡，是因為警察局開單認為你必須住院兩個月。」

牙痛男人覺得無辜，他必須出院弄牙齒，他快痛死了。

醫護說：「那你去上訴等法院判決。」

男人說：「好。」

醫護說：「好，拜拜，晚安。」

坐我身邊的女人對他說，「你先去漱口，以後再看牙醫，你有買牙線嗎？」

他說，「沒有。」他沒時間想牙線的問題。

他一直忽略事實，他在外犯案，是被強制住院，他媽媽也救不了他。

最後，他離開了休息室，因為燈關了。

10

一位看起來像酒精中毒的女人對我身邊的女人說，「她眼睛很漂亮。」

她是說我，我聽了很高興。

至少我有漂亮的眼睛。

在精神病院。

病房什麼都沒有，只有一個床櫃和一張床，我想起十二年前的巴伐利亞的玫瑰的角落（Rosenacke）。那是我因為耳鳴而去的德國療養院。

那真的是「玫瑰的角落」，位於巴伐利亞景色怡人的湖邊，我住的是室內有書桌和沙發的單人房。大家是一起方桌聚餐，而且有菜單和酒單可以選擇餐飲。

而這裡的桌椅全堆在角落，吃飯的規定是每個人取出自己的餐盤，坐在房內床前食用。好奇怪的規定，是新冠時留下的規定嗎？還是什麼想法？

或者，臺灣政府不夠關心精神病人？

11

一大早，牙痛男人便寫好了幾張紙和公文，他拿到櫃檯。

公文是用斗大的字寫的，恰巧經過櫃檯的我，好奇地瞄了一下，公文上寫的不是中文，是完全無法了解的文字，彷彿外星文，他告訴櫃檯，他還有一封給衛福部的信。

醫護女士只反覆告訴牙痛的男人，「這一次你不要再和家人唱反調了。」這裡不能使用手機，上次他曾把手機偷進來用，這次他應該沒有手機了。

關於手機，我倒是有完全不一樣的想法，到了這裡，我才覺得不上網，不和人聯絡真好，沒有手機我沒有問題。過度使用手機可能才是我失眠的原因之一。

這裡鐵門深閉，沒有批准不可能越雷池一步，病房條件應該不如監獄吧，我看過北歐芬蘭的監獄，牢房的條件比這裡好很多。

12

剛剛發生了一件悲慘的事。

從溫哥華來的二十歲女生，從房間衝到走廊，大聲狂叫。

她的臉色蒼白，激動地說，「我們同房的女生正在割頸！」這時，才不到幾秒，病院外，四位刑警立刻從警局出動，他們衝進病院，非常即時地帶走自殘的女生。

這位女生十五歲，我下午進房時，她一直躺在床上，看她睡著，我曾向剛好走進來的醫護人員詢問，有可能獲得窗簾否？她搖頭地走了，我對房間的溫哥華來的室友說，我無法想像這房間如此簡陋。

那時躺在床上的女生突然爆笑起來，並且在醫護人員離開後和溫哥華的女生講了幾句話，有一句我聽到了：「簡陋就不要來啊！」

她並且爆笑了許久，那時我便心想，完了，我接下來的生活會不會是悲劇？

我離開房間，坐在休息區一角的桌椅寫字。

溫哥華來的女生告訴圍攏上來的護理師和病友，那位女室友是坐在門內把門擋住，使她無法進屋，因為房門上有一小窗口，她往窗內看，發現十五歲的女孩正在割頸。

13

溫哥華的女生很驚恐，她整個人一直弓著身體，削瘦的她驚慌不定，她不停地說，「女孩讓我想起以前的我」，然後她撥開她的頭髮，讓我看她脖子上的疤痕，天啊！好多道淺淺的刀疤。天啊！她們曾經經歷的痛苦是什麼？

十五歲女孩是用夾在教科書內偷渡進來的刮鬍刀片自殘。

溫哥華女孩一直說，十五歲少女自殺，她感到自責。自殺的女孩是雙性戀，而她自己不是，她擔心因為她的驚恐呼叫，女孩不會原諒她。她說，她只是吸K他命的，曾進來過一次，中途離去，現在又回來。

在後來的聊天時，我告訴她，醫師告訴我，我可能必須在這裡過農曆年，她說，沒問題，我會陪妳。我很溫暖地回看她，對她留下好印象。

我不知道我的讚美會不會過於愚昧，為了安慰那個自殘的女孩，我對她說，「妳那麼美，每個男孩都會愛上妳的，別傻了，」那時我不知道她的性別取向，或許她對我的讚美不屑，她毫無反應。

14

在公共電話上。

另外一位男士對他媽說，「醫師調藥後，我很不舒服，現在變成這樣，真的太糟了。」他大致形容了一下，他頭暈及全身痠痛等等。但他的電話卡餘額不足，談話突然中止。

四樓病房共有卅多人，大家會流動性輪流來休息室。稱我眼睛漂亮的女人也來打電話，她只關心一頂白色安全帽，以及，她一出院便要結婚，但語焉不詳，似乎連結婚對象都還沒有。

據說，自殺女孩已經自殺好多次了，她被判斷是「雙向情感障礙」，會不會她需要博得同情和關愛呢？現在她和溫哥華女生都被轉回原來的病房了，也就是跟我同一間病房。自殺女孩一直在睡，該不會死了吧，我問自己。不會吧，為什麼要死？

無論抑鬱指數多高，我從來沒想過自殺。這一點我很清楚。

溫哥華的女生私下對我說，十五歲的女孩愛上她，但她外面已有情人，現在院內還有二位年輕的男性追求她，一位穿紅色夾克，另一位穿藍色，穿藍色那人是性愛成癮者。而紅色夾克男人吸K他命，他犯了許多案子，欠了不少錢，但他並沒告訴溫哥華來的女生，我也是後來才知道的。

他們二人總是一左一右地，像七爺八爺般，坐在溫哥華女生旁看電視，《甄環傳》也好，過時新聞也罷。女孩並不特別漂亮，但她氣質特別。

我問穿藍色夾克者，為什麼性愛成癮必須來這裡？他說他剛好持槍被警察抓到，因此必須來。性愛成癮怎麼戒呢？他也不知道，他也吸安吧，可能是戒安非他命吧。他雙眼發亮，看起來是一個誠實的人。穿紅色夾克的男人則從來不理會任何人，他只霸道地坐在溫哥華女生身邊，貼在她的耳朵說話。女生喜歡他說的話。藍夾克男生只好坐在旁邊，他落單了，但他不肯離開。

15

今天有寒流，即便坐在室內，我也穿起羽絨衣，可能真的就要在這裡過年了，我其實覺得很好，因為我不喜歡過年過節，原因很簡單，離婚之後，就是不喜歡了，過年過節只讓我感到更孤單。

穿藍夾克和紅夾克的男子各坐溫哥華女人身邊，但感覺女孩對紅色夾克男子更為親近，他們二人在晚休關燈後，還繼續在黑暗的休息室握手長談。十五歲自殺女孩的睡眠時間更長了，一位男護理師數度查房關注她。

16

溫哥華的女生來和我聊天，對我說起英文，我問她爲何來此？是否自願？

她說是的，因爲被家暴。這個說法和她之前說的不同，之前她說她是因為吸K他命，被他父親送來二次。

她目前在大學唸藝術，醫院結束後，她會返回倫敦。她頭髮很長，且天天洗髮，使用休息室唯一的一台吹風機。

這是為什麼我決定一星期不再洗髮了，二天洗一次澡就即可。我不喜歡在眾人面前吹頭髮和出入浴室。

其實我比較喜歡穿藍色夾克的男生。我問他性愛成癮有什麼罪，他說當時他手上持槍。他只是去酒吧玩，持槍是為了保護自己。

他看起來很聰明，對任何事物都很好奇，紅夾克男生則對任何人任何事都漠不關心。

藍夾克也關心，我在這裡寫些什麼？

17

藍夾克男生聽我說喜歡芭樂，他拿出一顆餐點剩餘的芭樂，去櫃檯問可否切芭樂？因為我們都不准帶刀進來。他的芭樂被切成四份了，過沒幾秒他對櫃檯說，「Thank you for your 芭樂。」他把芭樂分我吃。

在國外住久了，我最常想念的就是臺灣的食物和水果。我實在很想吃芭樂，我請護理師將芭樂再切細些，她不願意，並爭辯說，這麼切便是規定。我說我剛好也在治牙，吃不了硬的東西，請她再切一下，她解釋好久，堅持不行，我說，「妳花那麼多時間跟我解釋規定，這些時間妳都可以切好多次芭樂了。」

我不當的要求，她不願理解。芭樂是我從小最愛吃的水果。小時候，我可以一天吃七、八顆芭樂，有一次爬樹摘芭樂，結果摔下來，腳上還留下一個疤痕。

藍夾克男生也幫我向護理師請求再切細一些，護理師似乎喜歡藍夾克，看在他的面上，她把芭樂切成八份。我向他道謝，並向護理師道歉，我努力試試看她切的芭樂，但咬碎仍然不是那麼容易，但吞下肯定消化困難，我把芭樂丟了。

我也一樣需要出院看牙醫。

18

玫瑰的角落（Roseneke）是一個離慕尼黑很近的療養院。去年我曾經寫信去登記，但等候的病人愈來愈多，可能要等一、二年以上才能排得到入院，而我早已遠離和他分手的慕尼黑，目前住在柏林。

所以我來了台北，住進了這家精神病院。

我正在思考從前一個德國醫師的話，他曾很嚴肅地告訴我：「您疼痛的問題是因為您遠離了故土，您的身體在向您抗議。」

我一直認為，他只是一個自以為是的種族岐視者。

他是吧？

在醫院的此刻，我卻突然覺得他可能也有道理。我的東方人的身體真的可以適應他鄉異地嗎？德國人在冬天晚上經常只吃冷盤加麵包，而我愛喝熱湯，就算上餐館，他們的湯也都很濃稠，烹調方式非我所愛。有些年，我做為素食者，根本在一般德國餐館點不到什麼菜，除了沙拉或馬鈴薯。北德人早上吃冷鯡魚，法國人愛兔肉乃至馬肉或蝸牛，義大利的鹿肉肉醬麵，這些菜我根本不想碰。

歐洲的冬天寒冷，柏林的冬天說是長達七、八個月。冬天已不是冷不冷的問題，而是沒有陽光，曬不到太陽，這對出生在亞熱帶的人十分折磨。

疼痛的问题是，会不会
因为远离了故土，
你的身體正在向你抗議。

19

身邊來了另一位長髮女士，她一直在填兒童填的圖案空格，但她先跟我一樣，自言自語一番，然後開始填塗，圖案上有三個類似 Hello Kitty 的人物，下面還寫著 Winter，這位女士的行為好像孩子。

好吧，現在確實是 Winter。

我增胖了，因為伙食不佳，我一直在吃沙琪瑪、大量軟糖和蛋捲，外加我目前吃醫師開的抗憂藥物，副作用便是食慾增加。

我沒有怎麼吃便當。今天吃了三包沙琪瑪，昨天四包，我從沒想過沙琪瑪這麼好吃，我認識一個人，他很喜歡沙琪瑪，但我不喜歡他，此刻內心突然有一個奇怪的想法，「出院後我買幾包寄給他？」

畫Winter的女人告訴我，她是為了院方的考試才畫這些圖。她還說，她是幫朋友一個忙，結果把腳弄斷了，說完她一跛一跛地離開了。

而稱讚我眼睛漂亮的女人告訴我，其實畫畫的女人是因為被男友揍，所以臉被打腫，腳也斷了一隻，而且她另一隻腳也黑了，但卻堅稱那不是糖尿病。

她還告訴我，溫哥華的女孩最近和穿紅色夾克的男人有點奇怪，半夜還在聊天。言下之意，她不太同意他們。這裡也有Small Talk，我也聽，反正這個社會到處都是八卦，我自有判斷即可。

我不想寫字時，便會去踩一個簡易陳舊的運動自行車。

一刻鐘後，稱讚我眼睛漂亮的女人突然躺在地上大喊大叫，醫師和護理師立刻湧上，其實她沒事，血壓才一三四，醫護理師責備地說，「妳怎麼了？開一下冰箱就不行了？來這邊也要學習照顧自己啊。」

我把剛聽來的八卦告訴溫哥華女子：藍色夾克男人剛剛詢問那位為我們切芭樂的護理師結婚了沒？二人在角落聊了一會兒天。溫哥華女生問我哪位護理師？我還沒回答時，藍色夾克男子便立刻出現在我面前，什麼速度啊，他似乎像個精靈，他問我說了什麼，我很心虛，什麼也說不出來。我十分確定的是，那位女護理師真的喜歡藍夾克。

20

醫師問我：「痛苦指數一到十，妳是多少？」我想很久，「七吧。」他說，「那也不少了。全身發痛嗎？」是的，我每天都全身發痛。這會不會是戒斷作用已經產生？還是我缺少伸展運動？

昨天我把好心醫護送我的筆記本遺忘於休息區的桌上，有人偷讀了我的筆記。筆記本上有一頁上被畫上一個問號。我不知道誰畫的？這個問號是什麼意思？

還是我已經有些微的被害妄想症？

不，我沒想到我的預感這麼準，而且這麼快就發生。

21

十五歲室友昨夜用她的歷史教科書打我，用力捶我胸部，我在夢魘中以為我正在進行心臟手術，我不斷哽咽地說，「不要，不要。」然後我痛醒了，我真的痛哭了。

女室友於是被五花大綁送進警察局，醫師也緊急來電要求護理長給我吃藥。

我吃了醫護人員給我的藥，進入昏睡狀態，但過二小時又醒了，我緩緩走向浴廁，步伐歪斜，乃至於跌倒，突然覺得自己病得不輕。我被告知可以在保護室睡覺。

如果身體是樂器，

我的琴弦未斷，

只是無法彈出任何樂曲。

加護病房是二道門，我進屋後，自行不小心把第二道門反鎖了，醫護人員已經走了，我大聲敲門，幾乎覺得真的進入了囚房了，還好有人聽到我敲門聲，我的幽閉恐懼症幾乎爆發。

22

電影《鬼店》（Shining）的開場，驚人的美，尼可傑可遜的車慢慢開進深山的旅館。那部電影的片頭我看了好多次，大導演庫布利克的山景和配樂好的不得了。

但這部電影是驚悚的鬼故事和我目前的經歷並不相同。

當時我不喜歡，但後來卻對那部電影很著迷。嗯，庫布利克的導演加上尼可傑可遜的演技。連女主角的造型都令人迷惑。現在在醫院，我也想起丹麥導演拉斯·馮提爾的《醫院風雲》影集，他早期的作品便光芒畢露。那可能是他最好的作品之一。

醫院福利社的零食和飲料必須另訂，衛生紙和衛生巾也是，時間是週三和週一。稱我大姐的女人向我借一瓶灰色的茶裏王。我說，「好的，沒問題，我送你，但不必叫我大姐。」她說，「為什麼？那我怎麼叫你？」我把名字告訴她，稱我名字即可，不必稱兄道弟。

其實，她真的比我年輕很多，但她酗酒過度嚴重，眼袋很重，皮膚膚質很差，看起來很老了。她答應直接叫我名字，並問我，那可以再多借我一瓶茶裏王嗎？

然後，我和溫哥華的女子用英文商量，是否送酗酒女一瓶就夠了，因為若她再借一瓶，我自己就沒有了，而且我懷疑有人偷了我其他飲料。

我決定再給酗酒的女人半瓶，但等我回到座位，我的半瓶已不見了。

溫哥華女生為我去櫃檯抗議，但我們才知弄錯了，櫃檯人員說過，怕我喝太多，已經告訴過我，飲料會陸續給我。剛才的半瓶是幫我保管，發飲料的人也知道女人不停向我借飲料。

溫哥華女生說，「哎呀，來了這裡，我們都以為我們被迫害欺騙，我們都有被害妄想症了。」這一點我同意，真的。

醫師都來病房探視，他們真的關心病人，我說吞了太多藥，而且整夜輾轉不能眠，覺得脊椎痛，我想運動，可是他們還不能讓我下樓到運動室運動，必須再觀察五天，如果一切正常才能參加活動。

這真的太奇怪了，一切正常才能運動？什麼正常？為什麼五天？運動必須那裡正常？我想，會不會是新冠肺炎時的規距還沒取消？

醫師沒給任何答允，他說，「要運動，妳騎騎那架休息室的腳踏車，不行？」

23

某一男性病人來見正在休息區的醫師，他來討論他的病情。醫師問，「那你今天的感覺如何？」他說，他的感覺就像一個斷了弦的樂器。醫師接著他的話說，「很難形容對不對？」但我好震撼，我從來沒聽過這麼傳神的說法——像一個斷了弦的樂器。

我的樂器弦未斷，我只是彈不出任何一首歌曲。

去上廁所時以為兩名女性正在對話，是二人，因為二人聲調有所不同，我沒聽內容，但她們說到一個重點，廁所聞起來有股花香，這一點我同意，因為打掃者可能噴上清香劑，我沒繼續聽她們談了什麼。

當我離開時，意識到只有一個女人走出浴廁，她是一個人，並沒有其他人出來。我瞪著浴室，在她之後，沒有人走出來了。

所以，剛才她是自言自語，花香對話是她一人的自我對答。

她仍然在畫格子圖，現在我知道了，並不是她要繪畫，不為別人，也不為自己，這是她出院前必須交的功課：Winter。

另一個男生也必須畫，但他拿著畫紙說，他完全沒有興趣。他的圖案更複雜，更有意思些，至少不像女孩的 Hello Kitty。在這裡，有些人必須做功課，比如在格子上填上顏色。基本上像功課，屆時要繳交功課才能出院。

現在，我注意到大多數人在公共電話撥出的電話都沒有人接。

24

我的兩位室友都說她們是因家暴而來，我聽了只是開玩笑說，兒時被家暴是因為不懂事，但現在的我不會接受家暴，如果有家暴，我會離開，跑得愈遠愈好。但或許他們有他們的困難？

被家暴的人又怎麼會吸起毒來，我不懂，我也不好問她們。

得知我多了一瓶灰色的茶裏王，今天酗酒女子又向我要茶裏王了，她先是要我賣她，我說算了，給妳吧。但說完話我隨即後悔，我也想喝啊。

我覺得她不體諒人，為什麼不自己去訂？這裡的點心和日用品都要自費，很可能她沒錢？

借一瓶茶裏王，病院裡真的只有這種鳥事。

剛剛也有個男性問我有沒有咀嚼糖，好像是戒煙人的代替品，但我不知道那是什麼東西？

今天的藥量是：中午十二點一顆鎮靜劑，晚上五點一顆鎮靜劑，睡前二顆安眠藥，是代替藥膠囊，有人把這藥取名「黑白郎君」，九點入睡後再睡不著的話會有備用藥，但此藥我更不想知道藥名了，我怕一旦我知道服用什麼我認識的藥，我便睡不著了。我依賴史蒂諾斯，一向覺得只有史蒂諾斯才有藥效。

但醫師似乎給了我解方，至少吃了備用藥，我都能睡著了。

向我要茶裏王的女人告訴我，她最討厭的是那位不穿制服的胖女孩，因為胖女孩每天不斷碎碎念，我看一眼那女孩，穿一件類似 Hello Kitty 的長T恤，露出雙腿，天氣那麼冷，但她不肯再多穿什麼。我很怕她感冒。

25

現在溫哥華女生和藍紅夾克三人圍在一起聊天，我感覺他們在談出院後的事，帶著一點密謀的感覺。

這裡是精神病院的戒癮科，來戒的人以吸安非他命最多，人數也以年輕人為主。

穿唐裝的男生便是常客，我不知道他有什麼毒癮，但他在另外一張桌子上寫書法，書法俊逸，有一個剛進來的小女生，她一句話都沒說，便坐在他旁邊一起寫書法。

唐裝男人叫我學姐，我有點質疑地看向他，學姐？因為我們都在寫字嗎？他也來過醫院幾次了，他今天似乎有事，一直在打公共電話，他身裁高大，打電話時，一腳跺地，一腳踩著一張座椅，像霸道總裁。他桌前也有一套色彩筆，他也必須劃格子圖，但他的圖案有點像科幻世界，他已經開始動筆了。

紅夾克又在等著在吹乾頭髮的溫哥華女生，他們隨後攀談，他說他2月22號生日，女生說那你要怎麼慶祝？男生說不知道。女生說，那你走前我們一定要加微信。

然後我回房間遇見加拿大女生，她說她要下樓，因為父親來訪，但她從小和父親關係不好，他們的關係充滿不愉快，但是她在臺灣只有他一個親人，她母親是中國人，已經和父親離婚，返回中國定居，她從小一個人和父親住在加拿大，目前父親住臺灣，所以她跟他住，所以又有一點點期待他來。

我的父親走了很多年了，他不會來這裡拜訪我。

26

在德國玫瑰角落療養院時是十多年前的聖誕節，我和前夫一起走在著名的國王湖邊，我們都有一樣的期待，除了兩人平安相好，我們那時的願望是健康、健康及健康。但現在我好像更不健康了。

後來我也在不同的湖邊和教堂，甚至後來的廟宇，我都慎重地祈求神能賜福我一點點——健康，但神似乎尚未聽到我的呼喚。

但我時而向耶穌基督時而向密勒日巴、有時是藥師佛。

如果神在，我願意衷心和神溝通，神無所不在，但卻在此時不在？或未顯靈？

這幾年來，我在信仰上發生動搖。從小是基督教家庭長大，但十年前我皈依藏教密宗，並為上師寫了一本書。但經歷過許多人和事後，我突然又向耶穌上帝祈禱，彷彿我的內心天人交戰，我淪於無神論者。

但我真的寧願我能祈禱。

27

那位穿唐裝的男人打了公共電話，他向電話那頭指示，「你明天最好七點三十分過來探訪我，我會再打電話提醒你，你現在開始打坐半個鐘頭。」

打完電話後，他收拾他桌上的東西，狀似生氣。有二、三個人都在等著公共電話，他們看著他離開。有點不解，他為何生氣？

怎麼大家都需要公用電話打電話給別人呢？只有我不必需。

穿唐裝的人回到運動自行車處，才沒踩幾下，藍夾克男子似乎知道什麼事，上前問他為什麼事生氣？唐裝人說，「才欠他們幾千塊而已。」然後生氣的他又插卡去繼續打電話，只是對方不願意談，電話講不到兩句又掛了。

唐裝男子是常客，他已經向人借了七千元，為了買零食和打電話。

唐裝男人現在對坐在他身邊剛入院的女子說起佛理和疫情，她聽不懂。我試著聽幾句，也聽不懂。

他站起身等著別人講完公共電話，那人一離開，他立刻又向前撥了熟悉的號碼，打了幾次再也沒人接他的電話。

現在換一位痀僂的老人，他打電話說，「不想吃這藥了，吃藥很久了，都不好，不想吃了。」他之前住在別人家，還有五千塊沒拿回來。他再三提醒他媽要去幫他取五千塊。

我發現，男子打電話多半都與錢有關，以及媽媽。

加拿大女生去見她爸，尚未上樓。

如果我有一個愛我的父親，我會好一點嗎？小時候，如果有照拂我的媽媽？

29

睡得不太好，躺在床上時覺得頭頸部都很痛，但十點前痛醒了。我竟然也睡了十個小時。

服藥有所改變，早上、中午不吃，改吃晚上和八點三十分，這裡是九點關燈就寢，昨晚我仍然輾轉難眠。

今天一早，醒了之後，我去取兩粒冷包子當早餐，然後巡房的護理師推車過來，要隔壁房的人吃藥。她大聲對我說，這裡不是妳的房間喔，妳的房間是四一二A，請妳立刻搬回去。

她大聲宣布要我立刻搬離那間保護房，因為被嚴重捶打過，我是被允許在獨立房間睡覺，她可能不知悉，但這都沒關係，我不懂的是她的大聲喝叫。

「說話要輕聲細語」這一句標語正好貼在櫃檯窗前，我去和醫師討論時，那句標語便貼在我們兩個中間，我再度告訴醫師，我不習慣人們大聲說話，尤其是說我的事。

30

這裡的人都說我們也是OT病人。我們是來接受職能訓練的。但我的職能訓練該是什麼？

這家醫院是台北市少數或唯一可以戒癮的精神病院。但我並不是精神病患，我走錯了地方？

我只是安眠藥成癮，而且服用的藥量逐年增加，醫師沒法開我需要的劑量，於是我請人到地下藥局非法買，我請朋友以他們的名義為我領處方籤；我在德國，到不同的醫師那裡拿，一般德國家庭醫師不開安眠藥。

也該怪臺灣健保嗎，我每天可以拿成癮類的安眠藥至少四顆。

我是因為史蒂諾斯，別人吃的是別的藥。吃什麼藥都不能怪誰，只能怪自己。就像美國搖滾樂巨星麥可・傑克森（Michael Jackson），他吃藥已經不夠，還自己得聘用醫師讓他喝「牛奶」，他口中的「牛奶」是手術前用的麻醉藥。

知道自己必須戒藥已經有好幾年，如今真的來到這裡，雖然艱辛，但好像有一些希望升起。

31

那一位臉頰凹陷的男生來告訴我，他要出院了，我們之前聊過一次。其實他才來了五天，但他覺得病情穩定，堅持週日出院，但院方可能有意見，需要親屬同意書，他一直交涉無效。於是他坐在我身邊再聊了一些，他有一張好看的臉龐，只是他真的太瘦了。

他是抽K他命加安非他命，可能也用海洛因吧。他說他在桃園東方大舞廳工作，要我去玩，他一週就上班一天，那裡全都是越南妹，漂亮有趣極了，我可以過去看看。

他自己呢？想去柬埔寨做事，我說，那裡是做詐騙的吧？就是殺豬盤嘛。他說是，但他不擔心會被抓，找他去的是他的老大，生命關頭他都和他老大走過了，對方絕對不會出賣他。

我內心不同意，但也只好點頭隨他說。

他現在正在櫃檯辦出院，但他必須聯絡家人，我覺得疑問點就在他怎麼來五天就能把藥物成癮全戒了呢？為何那麼急？他說，他知道自己已經好了。他要回去工作。

我和他相談甚歡。他離開才不到一瞬間，男子又和櫃檯發生衝突，如同他告訴我的，他想盡快離開這裡，回到桃園去工作，但他才來不到一週，不可能那麼容易離開，而且今天週五，醫院部門可能都根本來不及處理。總之，他可以離開，但院方阻撓。他和櫃檯人員發生爭執，他的聲音愈來愈大，幾乎像嘶吼。

醫護人員都躲在玻璃櫃後面聽男人怒吼，女護理長出面處理。

幾個男護理師也走來，一起向前以身體壓制他，我站在旁邊看著他被他們壓制得很痛苦。突然想起幾年前，一位美國明尼蘇達州公民佛洛依德被警察壓制時不慎壓死，我警惕起來，上前說，「不行，你們沒有理由這樣壓他，該讓他站起來，看他需要什麼。」

那群醫護人員不但不聽我勸，還反而告訴我，這是妨害醫務人員的工作，他們會處理，請我立刻離開。我不認同他們的方式，但醫務人員不肯放鬆他，他用力掙脫，我立刻上前想安慰他，並想說服醫護人員放棄壓服，他本來便是自願入院，如果不想繼續治療本來就可以離開。

這時一位女醫護人員大聲告訴我，我已經進入男子區的空間了，這是不允許的。她用力阻擋我再進一步，我沒想那麼多，也隨手推開她。

沒想到，她大喊我打了她。我愣住了，接下來，四、五位醫務人員衝上去將壓在地上的他五花大綁地抬了出去。我和溫哥華的女人都覺得不可思議，但溫哥華女生沒說話也沒表態了，而唐裝男子不認同我，還向我詢問，為什麼要妨礙人家醫護人員的工作？

我說我沒有妨礙，而是關照朋友，我關心這個新認識的人，所以擋住醫護人員，是她推我的手臂，這根本完全是兩件事。

我隨即在室內牆壁和各個角落去查看醫院有沒有錄影監視器，應該有。有的話，就可以證明我沒打人，但不知他們會保留證據多久？我認為，他們沒有權利捆綁他，因為他是自願來戒，並非警方送來的。

32

吃史蒂諾斯以後，我很少做夢。來了醫院後，開始做很多夢。

昨夜做了一個夢，夢境背景是藍色或灰藍色，我在夢中問周遭的人，「我在哪裡？這裡是哪裡？我是不是要動手術？」有人告訴我，「妳很好，妳是在自己的房間裡。」我是在一個平和美好的國度，不知名的國度裡，我夢到很多目前也在同醫院的人，大家都很有善心。但我的夢醒了。這是一個寫實的夢。

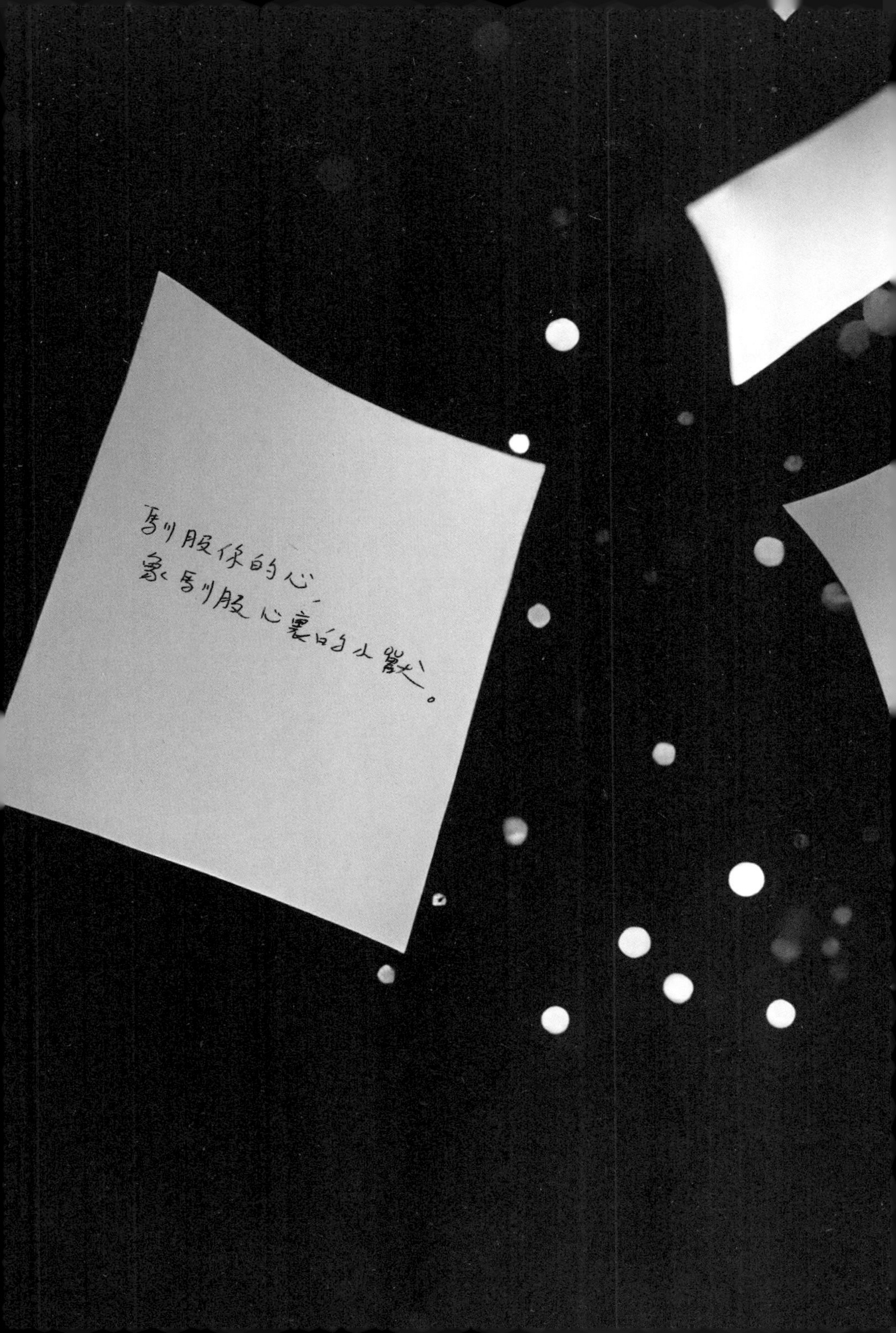
馴服你的心，
象馴服心裏的小獸。

33

這段是加拿大女生用英文寫給櫃檯的信。她不會寫中文，請求我幫她翻譯，她要交給醫師：那天半夜我被同寢室的人打呼聲吵醒了，無法再入睡，所以我到櫃檯領取備用藥，但護理師不願意給我。

我在病房走道上，遇見病人舒舒，她願意讓我去她的房間睡覺，她的房間還有一個空床，所以我帶棉被到了她的房間睡，但護理師卻不同意，護理師把我帶進保護室。

我以爲在保護室，便可以安心睡，沒想到他們卻在保護室捆綁我，強制要我吃藥，我在沒有水的情況下吃藥，因此嗆到，他們沒有告訴我，我吞下的是什麼藥，而且在我吞下藥前後，讓我受盡折磨，而且他們強制關閉房門，不再讓我出去。

34

「訓練自己的心。」旁邊的唐裝男人冒出這句話，「像馴服你內心的野獸。」

嗯，我懂。心是愛好虛榮的談話，別人向你示好，順著你的意思，你表達你是見識多廣，然後呢？我應該早學會感恩和感謝。

吵鬧的週五下午，一群男人圍著二位年輕女孩，談話之無聊，令人想打瞌睡，但我又忍不住想知道他們在說什麼。

因為我在睡眠中挨打，醫師和護理師的決定是，我可以睡保護病房，加拿大女生也想跟我一樣，但不要被關。

無所謂，我睡哪兒也沒不一樣，都是為了睡覺而已。現在我突然寬容多了，在來病院前，我無法想像住四人房，和三個陌生人同住，我以前想都沒想過，不但不能四人房，恐怕也無法二人房或露營或野外求生。

彷彿奇蹟發生，但現在居然可以了。

35

一個中年男子剛入住。

他穿帥氣的皮夾克和牛仔褲，特別愛發表言論。他說他是持槍被抓進來，沒錯，他還吸毒，他說，「持槍又怎樣？」他還有兩把槍放在家裡的保險櫃，他一直說，但說話的真實性到底多少？不重要了。

他堅持他沒錯，他不需要來這裡。我居然也聽取了他那破碎又冗長的人生故事。是他自編的吧，劇情一般。

這幾年我開始有些社恐，但來了這裡，我察覺自己和任何人都可以聊天，而且依稀希望人人喜歡我，怎麼回事？

這裡有一些重大身心傷病卡或低收入的人入住不必交費，聽說臺灣的社會福利愈來愈好了。

我和加拿大女孩聊天，我說我沒有期待特權，我唯一希望的只是讓我坐在休息室桌前一角寫作，睡覺時沒有人打擾我或打我，櫃檯人員可以和善回答我的問題，就僅僅如此，但這根本不是特權，加拿大女孩說，這是人人應該得到的權利。

有一個男人坐在我身邊吃泡麵，他問我在筆記上寫什麼，寫得快不快樂，我說，「快樂吧。」他問我，「為什麼？」我說，「寫字，看清楚自己，寫時，會觀察到自己平常不注意的一面，就像照鏡子看到自己，頭髮若亂了可以清一清、理一理。」

我說完後，很感謝他的問題。

藍夾克男子告訴我，他出院後要到倫敦，因為加拿大女生要回去那裡讀書，如果她不願意和他在一起，他可以找其他倫敦女人。我說，大可不必，倫敦太貴，你可以到東歐，比如，白俄羅斯或愛沙尼亞，那裡的物價便宜人又好，生活環境宜人，女人都漂漂亮亮。他聽完也沒多問，點點頭就離開了，或許他只是聽聽罷了。

我卻開始後悔我的發言，我這是什麼女性意識和物質主義思想？

36

今早睡了一個好覺，但是被一位男性護理師叫醒，他講話很不客氣，使我情緒又有點低落。我意識到我的心還是這麼容易受外界影響。

他認為我應該搬回原來的四人房。我說，前幾天因為夢中被人捶打才被允許住在這個單人的保護房，但他的語氣彷彿我佔有公共資源。也許是的，但我是被允許的，他可以去問醫師，我平和地和他討論，他無語地離開。

猜想應該是有人不願意我使用單人病房吧。但誰能保證十五歲的女生不會再打我呢？我被捶打後，告訴醫師，當初入住時，第一個請求便是不要和有自殺和殺人紀錄的人同住，但我真的沒想到有人會半夜捶打我。

即便如此，可能還是有其他病人不願意。我決定返回四人房睡了。

37

我告訴那位穿紫色外套的女生，不要靠近唐裝男子。我也不懂我為何如此告訴她。只因為我懷疑唐裝男子對我有敵意。

但那名穿紫色外套的女生喜歡接近他，她告訴我，她還好，沒事。

後來我又看到那位唐裝男子去了房間改換「黃袍加身」，正在為女孩算命。我感覺好像看到早年我寫《徵婚啟事》時，在徵婚時遇到一位所謂通靈人士一樣，但當時，我根本不信那位通靈人士，那人告訴我，一介女子出來徵婚不好。他根本不知道我在創作一本書，那位通靈人士要我隨時有事去找他，目的又何在？

我不知道別人，如果有男性表達對我的好意，即使我不喜歡那個人，也不會告訴他，我只會立刻走避。我現在便試圖躲開他，他是一個剛搬入住的中年病人。

38

兩位年輕醫師對我發表了專業的談話，我故意表示感謝他們，主任比較沉穩，凡事都要說跟團隊討論，團隊確認我的情況有好點了，至少老的護理長會常常跟我對話。

但以上只是我的夢，我的天，我又做了一個寫實的夢。非常非常地寫實。

39

「一群人在這裡混日子。」有一個人這麼說，他說的真好。

日子無聊得要死，藍夾克也不斷地說。

我也是混日子，但因我寫日記，還好，有些時刻，我甚至覺得不無聊。

今天我可以運動，我去投了球，籃球三分線，進了好多個。也打了羽毛球，寫了書法，行到水窮處，雲深不知處。

我坐的桌前是上鎖的鐵窗，外加另一鐵窗。鐵窗外是鐵欄杆，可惜了窗外的美景，不遠處有一顆大樹，右側是一個美麗的小山丘。我每天除了睡覺，絕大部份的時間都坐在這裡寫日記。

但也有很多時間心思停滯，是不是代替藥物的副作用？

我實在無法忘懷，她在我不知情的情況下，半夜在我的胸腔重重丟書，使正在睡夢中的我以為自己正在進行心臟手術。她的病肯定比我重，我們都是不正常的人，她是精神極度不穩定的人，我呢？我一直說其實我用的是安眠藥，那又跟她的藥有何不同？今天，我決定返回四人房睡，而這位打我女孩在我進入房間時，拿出一本書要給我看，我倒退了一步，有一點害怕。

40

加拿大女生在一群人的圍觀下製作她那奇怪的冰淇淋，後來，我吃了一小口，是科學麵和牛奶製成的，我覺得並不可口。

穿帥夾克的男子在休息室胡言亂語，一下子說他是白狼的好友，他已經打電話給白狼了，白狼會來接他，他也和蔣友青很好，他以前年輕時在蔣家工作。我隨口告訴他，那你介紹他們給我認識。我想知道他到底正不正常？說的是不是實話？他立刻拿出電話卡佯裝打電話給蔣友青，但沒有人接電話。

唐裝男子昨天以來一直在吼叫，今天被送去警察局了。

而這位去過紐約的帥夾克大哥說，他只說他可以來這裡看看，沒說要在這裡治療，他不停要發紅包給大家，但沒有人願意拿。再一刻鐘後，「幹你娘雞巴，」他發狂般地對著醫務室狂叫，接下來，誰也不知道他到底怎麼了？

我有點憂傷地想起父親，此位老兄說話有點像我父親，老愛說謊，但總是一些似是而非無傷大雅的話。父親來自北京，有著傳統男性思想，他是一個認同威權的父親，從來不知疼愛孩子為何物，他走後，我卻無比懷念他。

41

但新進來男人的怒吼聲讓一位警察進來了。

警察問他，「你怎麼了？」他說，「沒怎麼啊，好久不見。」之後，我聽到他們簡短的交談，然後他聲量就再度提高，護理師在警察的幫忙下，又把他五花大綁起來，這次我不敢再往前看了，我猜想他也是五花大綁地被帶出去了。

於是一切突然又變得安靜了起來。

突然之間，一位女生癲癇發作，現場大亂，護理師又向前照顧她去。

我們什麼都不需做，沒關係，她只需服藥即可，護理師說。

42

他從一來便只想出院，或者，他根本沒想來，他認為他可以出院，所以口頭禪是「我等一下就走了」。他把他買的咖啡、巧克力等零食送給我，但我不要，我認為有點無功不受祿吧，所以我沒拿。加拿大女生拿了，她用了這些物資又做了許多自己發明的甜點，例如牛奶加巧克力碎片外加蘇打碎片，或夾心餅乾加牛奶加巧克力粉，然後放進冰箱的冷凍室。居然，有人大為讚美這些作品，一片難求。

這裡的人際關係有點複雜，就像外面，是一個小社會。

譬如，我旁邊這位是為了茶裏王而討好我，而加拿大女生為了號召她人群的魅力，也接近我，彷彿要我也認同她。可能她看到我和幫派的人都可以交談，也許有點「厲害」。

下午她打開冰箱，大吼一聲，「誰偷了我的可樂？」她激動很久，就在護理師要過來前，她才發現她搞錯了，她的可樂放在下層的冰箱。

43

今天醫院下午有職能課，這是一週一小時唯一可以使用電腦的時刻，只能看不需要密碼的網站。我完全無法使用，這裡比中國電腦網站的屏蔽更嚴格，什麼也看不到。

被我認為虛假的唐裝男人，今天穿褚色衣服，又找來一位新來的對象，為她算命。

酗酒女人要我下週一定要為她再訂一瓶灰色的烏龍茶，才剛給過她，但事情也就這麼莫名其妙，算了，我又就答應她了。

我發現她有強迫症，同一件事她可以重複無數次，譬如她堅持要大年初三回家，因為她說之前回家沒有人，如果沒人，她一定會喝酒。因為孤單一人不行，這也是她的障礙，一定要有人管住她，她才會不喝。

但醫院要她大年初一回家。

我告訴她，我已經聽妳講廿卅次不止了吧，我也不是醫院，妳該和院方說。而且如果有人在，妳才不喝，沒人管妳，妳就喝，那妳這算什麼戒酒，妳乾脆去外頭找事做，天天去人多的地方忙，就沒時間喝了。

好吧，我也不要重複講了。我自己也有點虛心，萬一我出院後再犯，一樣也戒不掉安眠藥呢？來這裡的人不都是常客嗎？

我該做的是接納別人，
愛護自己，
不要再担心恐懼。

有人告訴我，她只是為了節省健保給付的費用。健保給付她三十天而她想多延兩三天。我不懂健保，我是全自費來這裡的。另外，她屬於低收入家庭，每個月也可以領二萬元的補助，所以她一直沒去工作。我覺得，如果她真的不能工作，臺灣政府理應照料她，但她還年輕應該去工作。

加拿大女孩叫我悄悄地跟著她，我們來到酗酒女子的房間裡，加拿大女生打開她的衣櫃，這裡的門和衣櫃都無法上鎖，任何人都可以隨時走進房間任意打開，當然我不會這麼做。但加拿大女孩是為了要我認清事實，她打開櫃子，我不敢相信，酗酒女子整個衣櫃居然擺滿免費要來的茶裏王。

我真的有點驚訝。

44

有人把我用的桌子搬移了位置，我無法再坐同一個地方了。

我向護理長商議，我旁邊的人正在吵架，我要求護理長考慮把靠牆的桌椅全搬出來，讓大家使用，但她說不行，因為桌椅原本就是如此安排。

我說，「噢？威權體制的規定？」當我說出這幾個字時，她圓圓的眼睛突然微微發光，她看著我說，她要請示，明天才能決定。我重複地說，「我只需一個桌子，全部移不移出來對我也沒大關係，只是大家放著桌椅靠牆，卻拿著便當坐在床上吃飯真的太奇怪了。」

我旁邊坐了三個人，一個人正在踩那台快壞掉的運動自行車，一個女人坐著講電話，另外一個等著準備打電話。

因為受不了原先座位上很多人聊天，而且這些男人只想來和女生搭訕，聲量極大，我寫不了日記。

於是便和一位六十歲的太太聊天，她滿頭白髮，已經在這裡住了好幾個月了，而且還會住下去，她的子女也覺得她住這裡很好。

白髮太太告訴我，那位要求我買茶裏王給他的女人，之前也是纏著一個男人，要他為她買東西。這位太太認為我不該再縱容這位女人，她可以自己買，但她要省錢，譬如她的錢都用來買泡麵，她吃便當一定得配泡麵。所以她的額度不夠買茶裏王。

為什麼吃便當一定也要泡麵呢？

因為便當是冷的，泡麵才是熱的。她要一邊吃熱湯，一邊吃冷便當。

奇怪的吃法，但也有道理，我沒想過可以這樣吃，我天天只吃冷便當。

45

職能時間，我去電腦室，但無法上網，電腦也無法聽音響，所以排隊是枉然。

這裡的衛生間的衛生紙需要自備。我不習慣，我把自己的整包衛生紙放在廁所公用。

但是我才剛剛放進去一包，就發現立刻不見了，隨後去上書法課，回來後，發現我的沙琪瑪也不見了，難道這麼多人偷這麼小的東西？

46

兩位醫師都來找我，一位醫師甚至給我一份論文，醫師告訴我史蒂諾斯和非Z性藥物的不同。儘管住院後便秘，半夜常被胃痛弄醒，他們認為我還是有進步了。

昨晚，我胃痛異常，因此睡不著了，護理師除了胃藥還給我備用安眠藥，我很高興，因為隨後吃了備用藥，雖然胃仍微微疼痛，還是睡到早晨時分。

只是早晨醒來後，昨天那位護理師說，「沒想到你這麼有氣質的女生，居然一邊想著睡覺，一邊還想著吃包子，真奇特了。」我知道其實她在嘲笑我，因為我前一天跟她說，如果有包子，請為我留二個。不管怎樣，在食物缺乏的情況下，即便是冷豆沙包也非常好吃。

我問醫師一個類似美國導演大衛．林區（David Lynn）問過的話：「如果我吃了這些你們開的藥，到底我的藝術創作會不會受影響？」他的結論是會的，他說的答案居然跟林區的治療師說的一樣。

當年，林區去做心理治療，第一天便問治療師這個問題，治療師肯定地告訴他，會的，我認為。林區說了聲謝謝，站起身便離開了。他在過世之前，再也沒有和任何治療師見過面。

過去的人生，我和不少治療師談過話，的確，一些年中，治療師的言談影響了我。不過，一定的程度，我保持了自己的思維和人生觀。只是我不得不嘆息，那麼多年的安眠藥到底影響了我多少？以及我的創作？人際關係？

因為安眠藥損害記憶力，而長期記憶力衰退，創作思維一定受限。所以我不再有那麼多狂思，我曾經寫出的優美文字不再？好像現在的寫作平淡無奇？只知記錄每天的瑣事？我陷入思考，但立刻試圖轉念。

經歷了那麼多，我一生了無遺憾。

47

在這裡，我發現沒有FB、Line和email的日子也不錯，我對這個發現有點小驚訝。

一個友人在我住院沒對外聯絡時留言說，如果我再不聯絡她，她就要報警。這是我後來我出院後，回家才讀到的留言，令我很感動。她真的以為我消失了，在我住院的時間裡，到處找我，我們二人隔著整個太平洋。

醫師告訴我，「別借貸，出去後，不要再和這裡認識的人聯絡，往前走，不要走回頭路。」

這種說法也令我震驚，我從來沒想過人和人之間必須這麼冷漠。

我從來沒想過，這是醫師的行醫經驗，這只是一小段時間相聚，離開後，真的沒必要相互牽絆。

就當做萍水相逢，我們只是短暫的同路人，在病房休息室相遇過。從此自己過自己的人生。

48

來這裡的廿歲至卅歲左右的年輕人全都吸毒，但肉眼所見，現在大家都很正常，如果不告訴我——他們嚴重吸毒，我也看不出來。

中年人會做晨操，在錄影帶上跟著那個牙齒白得可怕的潘若迪，他在錄影帶上的律動，動不動就要人拍手。我跟著電視上的錄影帶做了二次便放棄了。

我們試著和護理師再說一次，這次我們共五個人，我們可以將靠牆的桌椅搬出來，放置在休息大廳，這樣大家可以在桌上用餐。護理長仍然說，「我要和團隊討論，」這裡分工大底是C醫師開藥、Z醫師決定政策性問題。不過，他們團隊每天早上固定聚會討論，有關病人的用藥和管理。

這一直是我提出的問題：可用的桌椅放在旁邊，吃飯必須回房吃。大家不覺得奇怪？

49

穿帥夾克的男士，問我是不是還可以跟他交換夾克？但我不想和他交換夾克，後來他又問兩次，胡言亂語，這個人說他想出去買兩條菸，他說父母明天會來接他。

他在我面前再度說要聯絡蔣家後代蔣友青和關係人白狼，只是電話都沒人接。

他是打電話最多的人，常常講沒幾句就朝休息室大吼，然後就掛了電話，他叫人來接他，但根本沒有人要來接他，我猜測他不但吸毒，好像也有思覺失調症。

唐裝人走過來，為了親近一位新進來的染金髮女子，他們一起做功課，兩人親密地坐在一起為填圖上顏色。我從小便不喜歡做這種填圖，我只喜歡畫自己的圖案。

50

扣除賴床的時間，我總共又睡了十小時，我很少睡這麼久，所以很開心。我知道我現在是吃代替藥，至少只是代替藥啊！

剛剛去上社工課，社工師討論的話題跟上一次一樣：「如何拒絕別人？」

我問社工師，「我可能不適合這堂課，我只是治療失眠，不需要拒絕他人吧？」她認真回答我，「失眠者也要學習拒絕別人，這是肯定的。」奇怪的狡辯。

我想，任何人際關係，甚至人和事物關係，都需要設下界線，我們只是要嘗試不要越過界線，需要有邊界感。

我知道她的意思是如何拒絕別人的家暴和毒藥。

這裡的社工並未擁有心理師執照，院方說：因為這只是社工課，不是心理諮商課。但這堂課對我有什麼意義？

也許是題目不合適我——如何拒絕別人？

像我這種安眠藥成癮的人，跟拒絕別人有什麼關係？

醫師為何要我上這些課？

眼下的反省是，或許我的優越感作祟了，因為我在歐洲曾經和許多心理醫師學習和交談，他們之間有人甚至是榮格的嫡傳弟子。

而這位社工的談吐和圖表讓我不太心服。像我這樣的人如何拒絕別人？拒絕什麼？

我該做的是接納別人，愛護自己，不要再摧殘自己。

如果要挑剔這個醫院的戒癮治療，可能便是缺乏強而有力的心理治療師團隊。醫師告訴我，因為有執照的心理治療師費用太貴了。

另外，我曾聽說在美國有學校已經把自覺（mindfulness）或稱靜坐，編列入公立學校教學課程，這很好啊，因為傳統的學校教育確實沒教會我們如何快樂平靜，反而，無盡的嚴格考試，只讓學生惡夢連連。到今天，我還經常夢到面臨數學或物理的考試，我一題也答不上，恐慌之極。

51

因代替藥的關係，我走路歪斜地愈來愈嚴重，我開始跌倒。之前一點點希望又落空了。

醫師說，這極可能是代替藥的副作用。但跌倒？運動不能？這意味我無法正常生活。

我開始想知道我何時才能恢復正常？

52

那一年和前夫到德國人度假勝地——馬約卡島（Mallorca）。

一抵達旅館，我便發現我忘了帶安眠藥。那時已經是晚上九點，沒有藥局營業，也沒有診所營業，我們必須繞過半個小島去一家醫院急診。

醫師說，妳運氣好，我們剛好剩下十顆。而且我也只能開十顆給妳。

但我的旅程需要更多藥啊！

西班牙醫師看著我說：不知足者，便會失眠。

就這樣，我帶著十顆藥，離開醫院，回到旅館。

第二天我便決定提早結束旅行，提早兩天回家。為了不足的安眠藥。

如今，我想起馬約卡島都是懷念，我和前夫駕車把島繞了一遍，各種綠色的樹景和臺灣過於相像，這就足以使我愛上那島。

失眠是因為我不知足？

53

因為擔心過晚睡覺，平常是九點，而昨天到十點五十分，我還在待在黑暗的休息室發呆，所以我今天多吃一顆不知名藥物，這就說明我那奇怪依賴藥物的心理，而且服藥只是自己奇怪的想像，是對自己的身體仍然沒有信心。

54

今天的心緒又放在那位半夜捶打我的女生，她整天黏著加拿大女生。我因為不解她何以要打我，想多認識她，多次和她打招呼或說話，她不是故意沒看見，就是回答我的問題時面朝他人，但不面向我。

後來，我問她，「嘿，我每次見面都向你打招呼，你為什麼不回？有什麼原因嗎？我們已經認識這麼久了。」十五歲的她回答，「這是文化差異，在臺灣，陌生人是不向陌生人打招呼的，只有外國人才會見面打招呼」。

我是外國人？臺灣最美的風景不是人嗎？在歐美，人確實和陌生人打招呼，哈囉、早安、晚安，沒有人覺得奇怪。

55

這裡的人以利益交換為優先，男生找美女，女生圍著能供給他們資源的人，資源只是醫院每週兩次可以用三百元訂的福利社的食物，或者就是借貸，還有什麼私下的交換或交易，我就不得而知了，這麼小的同溫層，如果我們能治好病也就罷了。

訂零食的話，一週二次，每次三百元已經很多了，而一些人永遠不夠，不懂他們擔心什麼，讓我想到我曾經的德國親戚到今天還活在戰爭的恐懼中，他總是囤積了一整個地下室的食物和飲用水。

那個酗酒的女子還在訴說她不想回家，因為沒人在家，她肯定會喝酒。沒人在家就會喝酒？好吧，我懂。但我有點被他的喃喃自語弄得暈頭轉向，整天都是這個話題，不然就是要我送她茶裏王，她人生難道就只能如此。那也罷，不像我心思繁雜，有太多不同領域的思緒。

我們的心都不平靜，但不知道誰更不平靜。

56

我想知道我是否記憶力大幅下降了，因為這幾年來我總是想不起人或作品的名字，或者今天是幾月幾日。醫院幫我做了一個短期記憶測驗，包括我現在在哪裡？我正在做什麼？這麼簡單的存在問題，我一般都可正常回答。但這個測驗讓我知道，我的心算能力確實大幅下降。

因為我已經習慣手機和電腦，再也不心算了，不想花時間做電腦可以替我做的事。總之，我離老年痴呆症還有好大一段距離，總分二十五分，我得了二十三分，在他們看來，根本沒有問題。誰曉得？對了，我也記不清楚我住哪一間病房，是四一六或是四一八？

57

今天又做了一個夢。

朱老師要她女兒帶我去上台表演了。

我在好久以前答應他，我會上台表演六種樂器。我沒想到，表演時間到了，我樂器還沒學好，但上台時間已經迫近。他們都來接我去了，我沒看到朱老師，但知道他已經在那裡等我了。

我靈機一動想了一個糟主意。我上台做 Stand-up Comedy，現場向觀眾借穿六雙鞋，並講述六雙鞋的故事。

但我在夢中對我這個臨場應變並不滿意，在夢中覺得自己的才華，早已經不如年輕時代。

因臨時無法找到更好的主意，我在夢中還存著僥倖之心，或許，這個戲會因故取消，或許六雙鞋的故事會有意思。

夢中臨時住的房子有許多漂亮的布，但房子並不堅固，可能隨時倒蹋。

我總是夢見房子，某一派心理學家認為，女性夢見房子與身體有關。但在這個夢中，我的房子破舊，幾乎快倒塌了。

58

我也做了一個類春夢。

一位年輕的原住民男子在我旁邊，我不知道是在醫院還是在家裡，反正沒人打擾。他起身轉向我，表示有意性交，我同意他，但我希望他能戴上保險套，他拿出塑膠手套，明顯那是清洗東西的手套，為何戴上？

但我非常清楚地看著他試著戴上它。我期待地看他怎麼做，心裡沒有掙扎，我完完整整並清清楚楚地看著他的臉龐，是一個簡單健康的男人，然後夢就斷了，我醒了。

59

和前夫第一次談到分手後，我到巴黎找一位老朋友和一位著名的心理醫師。

女醫師說，沒有人告訴妳：長期大量吃安眠藥的副作用是對性生活沒有興趣嗎？妳多久沒有性生活了。

我已經很久沒有性生活，事實上我不那麼喜歡性生活，我不熱衷。我和他結婚十六年，性生活極少，我不知道為什麼，心理醫師以不可置信的語氣和我說話，「妳沒有姊妹或朋友告訴過妳，沒有人跟妳說過，缺乏性生活的婚姻很難走下去。」

我說，「沒有，沒人跟我說過。」

她不相信我結婚十六年還不懂這些。她有個法國貴族後代的名字，住在拉丁區地址最昂貴的街，她對我似乎沒有同情，但她也不必。

我曾提過，我是一個被性侵過的孩子，所以，我一直覺得對性無謂，我從來沒有特別的激情，但我也不會特別排斥。或許潛意識裡我對性生活確實有點害怕，也覺得有點麻煩。

某位德國心理醫師曾說，那個在我年幼性侵我的侍衛兵行為毀了我後來的性生活，在她的想法中，他嚴重犯罪，當時如果告發他，他必須入獄。

行筆至此，我突然掉淚了，當時我為什麼不敢告訴父母，不告訴別人。為什麼？

為什麼這必須是我的秘密？

我什麼都沒做，他特別買了一個大的洋娃娃要送我，將我帶到他的長官家，一位國民黨來台將軍住處的客廳，我們一起看電視，因為將軍不在吧，他對我做了不該的事，他撫摸我的私處。我驚嚇地逃走了。不了解他在做什麼。

後來長大後，我才知道。但我有時感覺很複雜，彷彿也有一點同情他，他是被國民黨騙來臺灣，擔誤了婚事，還是，他就是一個該死的戀童癖。

我有斯德哥爾摩症候群？

我和他雖是鄰居，但我們完全是陌生人，他是將領的僕役，終究沒有家人，或者家人沒能來台，他的性生活不能解決，撞牆也不能解決。

他找上我，我不知道他是否也碰觸別的孩子。

我那時原來是個天真的孩子。

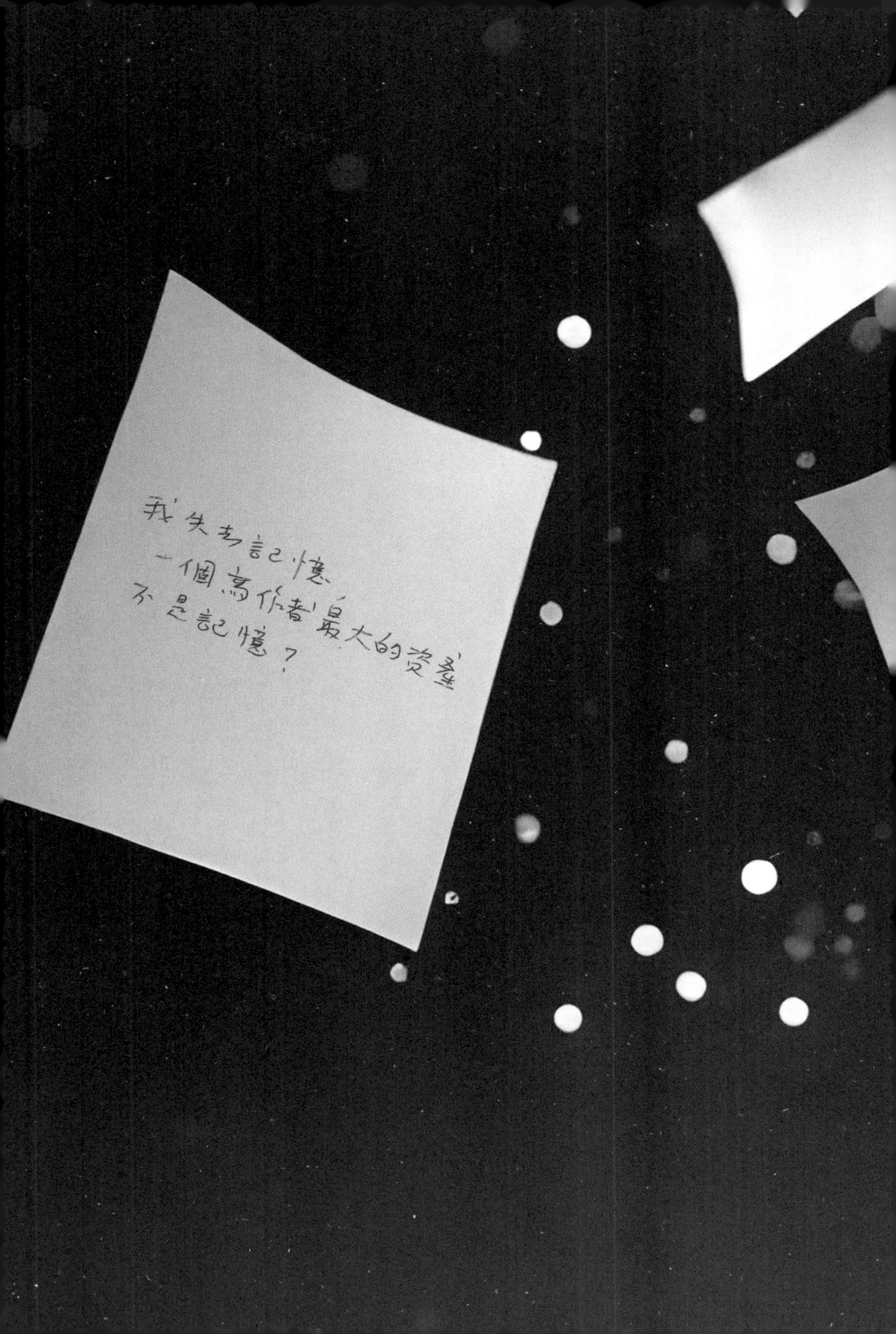
我失去記憶
一個寫作者最大的資產
不是記憶？

60

會走上安眠藥的路，會不會是因為原生家庭的童年？

我有一個吃安眠藥的母親和不常在家的父親。母親因為吃安眠藥，我雖沒事，但妹妹身體有了殘缺，醫師說那是懷孕吃藥的影響，父親因此對妹妹非常自責，因為他在那段時間完全不在家，並把我們家的房契送給一個在熱戀中的女人，那女人曾在我們午餐時來按電鈴，她問，你們什麼時候搬走。搬走？什麼意思，搬走就是滾，她亮出房地契。

我不確定後來我們搬去哪兒了。我們一直在搬家，我自己也一直在搬家，巴黎、波桑松、慕尼黑、伯恩、馬賽、里爾、馬德里、紐約、柏林，數不勝數了。

還有那麼多我遺忘了的人生旅途。

61

會走上安眠藥的路，是不是因為我軟弱的性格，容易緊張，如果真要相信星座學，從星盤便可得知，冥王星對沖月亮九十度，月亮又和土星合相，老天爺一生給了我無比嚴峻的感情功課。我天生敏感，容易恐懼。但別人都看不出來，覺得我勇敢無比。做了好多沒人敢做的事。

我不知道愛是什麼，我多次背叛最愛我的男人，我把自己人生最珍貴的關係搞砸，從此生命轉向。不可能再有人像他那樣愛我了。

小時候，父母先是把我交給父親在軍中的同袍，他們夫婦只有一間臥房，要我睡他們中間，床鋪很小，我根本不能翻身，睡不著，怕吵醒他們，我必須小心翼翼地起床上廁所，我不敢發出聲音，但結果他們還是發現了，不但沒安慰，還說你這個小孩怎麼這麼愛動。

然後是嚴格冷峻及重男輕女的外婆。我五歲時，在她的理髮店常常半夜掉淚，那是在台中大雅的二年。

到今天我都渴望父母的關愛，每每我只是目睹別人的父母愛撫或照料他們的兒女，我便淚流，後來回台北的我常在夏夜坐在花園的藤椅上仰望天空，感受宇宙的浩瀚和惡毒的蚊子。那是我童年唯一最安慰的事。

62

親愛的媽媽，妳是如何安眠藥成癮呢？

好多漫漫長夜，我也睡不著，去妳的房門前，小聲敲你的門，但妳從來沒打開門。有時妳為了抗議父親的外遇，一次吞三十顆？因為妳以為這一定可以要妳的命，父親就會到醫院救妳？可是父親只去過一次，以後再也沒出現了，妳那時吃的藥很可能有致命的危險，但如今的藥吃再多也不會致命，當時吃多便必須洗胃。總之，媽，妳洗了好多次胃，妳也把瓦斯桶搬進妳房間，或者，半夜起身，拉著我去不同的城角，捉父親的姦情。

媽，我還是孩子。我害怕，看著妳焦心如焚，而我幫不上忙。

每天放學回家，我得飛奔回家，我擔心來不及救上自殺的妳，還好，妳多半也都只是睡著。早上，桌上放著克寧奶粉，和二個銅板廿元，那就是我和妹妹的早餐，但晚餐沒有，我們必須學會自己煮，或者就吃一片一片的吐司。因為妳在房間睡覺。

媽，有一次，我在回家的路上看到一個躺在地上的女人，我本來沒想探看，但心裡有什麼預感，春天時分，但女人穿得很少睡在路邊，大約已凍壞了，那一次，我叫不醒妳，我去麻煩鄰居時，我甚至感到一絲羞愧。

但此刻，我愧對我當時的羞愧。

媽，妳沒教會我怎麼愛妳，因為妳不懂得愛，沒有人愛過妳。

媽，您走了五年了，對不起，我再也沒機會對妳表達我的愛。

63

吃安眠藥會不會與我過去的駐外特派員工作也有關呢？二十三歲起在《美洲中國時報》擔任駐紐約記者，那時我天不怕地不怕，跑了許多紐約華人生活和新聞事件，每天都和陌生人接觸，這個工作開啟了我的新聞寫作基礎。

三十歲出頭擔任《聯合報》駐歐特派員，展開更嚴謹精深的新聞人生。我必須訪問國家領袖、軍火商，甚至到戰爭或事件現場，隨時隨地可能出發到異地，不但不能放假，更不可能好好休息。

多少次，新聞寫到已經過了臺灣截稿時間了，總編輯甚至必須到印刷廠等我的文稿，而工人已經準備好要印刷，只需把頭版頭條排版進去，就要開動機器了。

多少次，我半小時之內必須要寫一個全球獨家，而我忘了儲存或傳錯，必須在十分鐘內重寫一次，或者直接唸稿到印刷廠。

也許吧，但也不盡然，因為我喜歡新聞工作，只是，工作之餘我也寫小說，我更看重小說，一本書可以寫三、五年，常常不滿意，這可能才是問題所在？

我總是在過快節奏的生活，更年輕時，十天做一齣舞台劇，一齣又一齣，後來甚至改拍電影，從未拍過電影的我也拍院線電影，拍電影那麼艱難，我仍然想再拍。

也許是我那追求完美的性格吧，我總想把事情做到最好，但我認為我做得不夠好。永遠不夠好。

64

我也有許多荒謬的時刻，經常是忘了自己吃過藥了沒，所以不知道是否應該重吃，然後，大約我都重服了一遍，因為僅僅去想到底吃過了沒，我就睡不著了。

也有很多時候，因為服藥量太大，不到取藥方的時候，藥不夠了，必須著急到處找藥，或請人先去臺灣的診所取藥，然後拜託要來德國的人拿藥給我，疫情時，很少人到德國，而且郵局幾乎沒有什麼運輸，一封信可能便要花一個月才到的了。而且可能多數信件被查出是藥品，全都給扣留了，我什麼也沒收到，我花了多少精神和時間在尋找藥物？並且包含非法取得。

我一直想戒藥，卻戒藥不得。有一次又到了想戒藥的時刻，我用臺灣帶到柏林的菜刀切割藥片，但一刀切下，二片藥片飛走，分別掉在不同的地板上，我跪在地上找了好久，我不得不嘆息，那時的人生畫面好荒謬。

多少次吃了藥後，我還用手機和親密的朋友寫訊息，沒人看得懂，他們多半知道我睡著了，我是在寫天方夜譚。

一千零一夜。

我也會夜遊或失憶，到冰箱找東西，吃了很多臺灣買來的鳳梨酥吧，或冰淇淋，還有法國的瑪德蓮蛋糕，義大利的潘妮托妮。

難怪有人覺得失眠是被人詛咒或者下蠱。

在印度的瑜珈中，他們說，是心的Chakras阻滯不通，所以睡不著。在中醫的理論裡，失眠是因為入夜陽氣潛藏於內，人臥則血歸於肝，進入睡眠；發生失眠，是由於陽不入陰，引起體內臟腑氣失衡，心神不寧所致。但陽不入陰？我不理解。

在名著《百年孤寂》一書中，馬貢多小鎮上的人們都染上失眠症，人人必須講述閹雞的故事，即使不斷重複這麼令人討厭而且周而復始的事，人們還是沒睡著。

我吃那麼多安眠藥，有時覺得自己就像從前的媽媽。但我想媽媽在天之靈不會希望我像她一樣，我知道她會擔心我，因為我曾在童年時，曾無意間聽到她和阿姨之間的談話，她曾告訴阿姨，我不是一個普通的孩子，她覺得她不會用世俗的眼光來衡量我。

啊，我的母親，您和父親一樣從小沒擁抱過我，我那時無法，但如今我真的很想擁抱您。

65

再回到為何吃這麼多安眠藥？我也太任性，情緒容易激動，容易煩憂，無論是否在婚姻中，一直四處奔波，如今也常身處二地，柏林或臺北，時差也是很可怕的問題。

別人為了玩樂而吃毒品，而我為了睡覺，想睡個八個小時起床工作而吃藥。我之前已經懷疑，我的作品可能已經受到藥物的影響了。

我懷念年少的寫作和戲劇生活。尤其是在巴黎留學那段時期，那時的寫作如行雲流水，篇篇散文都像蒙太奇。不管別人是否看得懂？那時我是自由的，我的宇宙無限大，我並不驕傲，我曾經是那個可以寫出動人文字的我。

但這幾年，我曾經不想寫了，因為不但沒有心情，大腦受了損害，我覺得自己可能再也寫不好了。至少我無法再寫那些需要計劃和研究很久的歷史題目，因為我的記憶力不會允許了。

但戒藥後，我的大腦會恢復嗎？

66

醫院裡醫師和護理師們人都很好，幾乎沒法讓人責難。即便那絕望的芭藥的事，那也不是他們的錯。

不願意切芭樂的護理師很漂亮，紋了非常合適的眉，看上去是個美女，個子稍小，可能是新進的護理師。在芭樂事件之後，她覺得我在無理挑剔，所以每每看到我就有委屈的神情。

另一位令我印象深刻的護理師，是那個年紀大的女人，她經常大聲吼叫我的名字，她似乎缺乏隱私的觀念。

但有一天，她突然用很溫柔的聲音，叫住我，送我這本醫院的筆記本，封面是柔軟的皮，她解決了我寫日記的問題，我本來必須把筆記本上的塑膠圈拆掉，所以是在一張一張紙上寫。對她的禮物，我高興得不得了，真不可思議，我簡直不敢相信。

他們對那位帥夾克的男子也是百般容忍，我突然覺得，在這裡工作的人，是不是對人的價值觀和一般人不一樣？他們把病人當平常人相待，工作量又如此繁重。

所謂帥夾克，是一件顏色華麗的皮夾克，這位男子手披著夾克，站在櫃檯前等待白狼來接他，但沒人出現，他說，他不是竹聯幫，但是，他是主張統一的人，他絕對反對台獨。他溫柔講完自己的政治主張後，立刻又對護理師們破口大罵。然後又在休息室大廳走來走去。

僅管是統派，他出口罵人總是那一句，幹你娘雞巴。

我不確定他到底認不認識白狼和蔣友青？

67

今天是除夕夜，但我完全不想知道現在是何年何月何時，我又想起那些在床上睡一天的日子。但我知道我已遠離那樣的日子了，離開這裡後，我應該再也不會了。

平常過年，我很可能在柏林。如果在臺灣，我會去妹妹家吃飯，我一定遲到，因為路途遙遠，又要轉接各種交通工具，我無法準時，按照心理大師佛洛依德的說法，我的延遲意味著我不想去。

怎麼會這樣呢，我沒有家人了，只剩妹妹。

想起我曾經的朋友，法國人畢安生，他是我在台大修法文時的法文老師，我曾經和他關係如師友般密切，我們多年不見，但見面永遠有說不完的話題，他原本有一個愛人，但愛人病逝後，因二人沒有結婚，遂沒有臺灣身份，他居然拿不到他們合買的房子，分不到一半的錢。他得了癌症，有一天受不了孤獨和痛苦，他跳樓自殺了。

我好慚愧，明明知道他病了，在他死前都沒去拜訪他。

他常常告訴我，他很高興他的父母和兄弟姊妹很早之前都死了，他和他們真的不親，在一起只有煩惱。畢老師的心情我懂，他死得好孤獨。好孤獨。

68

我不記得是誰開始給我史蒂諾斯的，這是高效又短期的安眠藥，但也很容易上癮，吃了很快就能入睡，我想高效率管理時間，每天睡滿七、八小時，所以一旦半夜接近，我就用藥，我是會睡睡醒醒的人，一旦醒了，我也會立刻再用藥。所以一夜可以吃很多顆。

因為史蒂諾斯會有夢遊現象，有時用藥後又起來用藥，某一天，我發現我似乎吃掉了一排。

其實用安眠藥就跟吸安非他命沒有兩樣，都是服毒。我只是想快點睡覺，早起寫作，跑新聞，寫電影劇本，這些都是做了才會有成就感的事，不然我能做什麼呢？但食藥不足以憐。

我確實在龐大的時間壓力下，一本又一本地在寫書。一件一件地完成創作，或者龐大的新聞調查報導，一切全憑自已一人之力。

八○年代初在最好時期的藝術之都巴黎，八○年代中期在紐約蘇活區，九○年代又回到歐洲，我同時做好幾份工作，人生轉折太多，我得快點服下安眠藥，我得好好睡，但我在這幾年想離開和安眠藥的關係。現在因為我意識到我的大腦和記憶力已真的不行了。別提寫作，以後連生活會不會都產生問題？我花大量的時間在找東西，出門找手機，每每重要的文件被我特別收藏起來，從此便找不出來，我忘得太快。

69

應該是安眠藥的副作用，我得了閱讀障礙症，我無法閱讀書籍了，之前我的少女時期，靈魂是多麼飢餓，每天看精神糧食，一天可以讀一本，一本又一本，我不知道多少年，多少本。

但近來，我無法讀長篇，太多字不行，我只能讀詩了，辛波斯卡（Szymborska）和韓波（Rimbaud）的詩，我一直放在床邊，就在安眠藥盒旁。

友人L說，如果真不能讀書，至少《紅樓夢》可以再讀一遍吧，送我一套《紅樓夢》，我翻了幾頁，從前讀過，只重視情節，想知道誰和誰好，如今才看到文筆這麼無比絕倫，誰能寫這麼好的文字？我永遠不能。但我讀不下長篇了，我看了一下這個就忘了那個，最後，我放棄了。

我只能第二度讀簡單的書，譬如那本彼得．韓克特（Peter Handt）的日記《世界的重量》，至少韓克特文筆絕佳，日記的書寫並不長，可以容許我以占卜的方式閱讀，我喜歡他的德文，那文筆我真心羨慕和鍾愛。

女作家我一直想好好讀安妮艾諾（Annie Ernaux）和葉尼列克（Jelinek），但也讀不下。我只能變相去柏林劇院看她們的舞台劇演出，我聽了許多她們的訪問和書的朗讀。

70

當那位少女用教科書捶打我時，我在夢中喃喃自語，不要再開刀了，不要再開刀了。因為去年我才在肺部動了手術，那手術真的讓我覺得後遺症很大，我從此身上好像就有個洞了。我在夢中喃喃，我不知道自己在哪裡？

那被性侵的時候，我也不知道那時候身在何處？

醫師人很好，至少他努力做個好醫師。他說，我雖然有一點進度了，不吃依賴性的安眠藥，但仍然必須吃代替藥，我又再度對開處方簽的醫師說：不要告訴我代替藥的藥名，儘管給我吃就行了。我知道他一定會開抗憂藥。

他真的不想讓我不吃抗憂藥。

我也知道目前我的藥單上有抗憂鬱藥物，因為給藥的藥師電腦頁面打開，我剛好站在旁邊，一目瞭然，我看到那種會令人發胖的抗憂鬱藥。

而且現在是吃一大包一大包的沙琪瑪和蛋捲，因為這邊的餐點不好吃，但我不怪他們，最近我變成無法正常咬東西的困擾者，我從討厭甜食，逐漸變成甜食愛用者，因為容易下嚥。

也因為我不喜歡下廚，因此我開始常吃麵包和甜點，跟小時候媽媽留在桌上給我們吃的晚餐一樣，那時，大多時候是吃吐司麵包，我可以一片又一片。

71

護理師詢問我情況如何，好不好，準備給我吃藥，她的詢問方式很制式，帶著不耐煩的口吻，我對她說，如果妳不是真的關心，那請妳不必詢問。我覺得她的詢問彷彿像拷問，我們之間的氣場於是變了。

她因此生氣走了。

醫師來了，我一直認為他是個認真的醫師，他回答任何病人任何問題都非常認真，我常常看著他，他真誠而專注為別人著想，他對任何病人都很尊重。

加拿大女孩要找我，我猜她要和我談我們出院後的事，她要找我的皮膚科醫師治她痘痘，但我能答應她嗎？是我自己曾告訴她，我認識很好的皮膚科醫師。

離開這裡，就把這裡一切都忘了吧，不要再交這裡的朋友，也不要再聯絡，這是醫師說的。我故意沒主動和她再提起此事。

為什麼她在走廊哭？我後悔了，雖說青春痘是很小的事，但對她可能是大事，我可能應該幫忙她。

72

加拿大女生來問我，我可不可以幫她一個忙，現在嗎？當然可以，如果是現在進行式，我義不容辭，深怕幫不上她的忙。

她說，出院的紅夾克男子沒有如約，他給她的電話找不到人，沒有人知道他在哪裡。她已打了電話，答案全只是他不在，她不好意思再打，希望我能幫她詢問，到底他怎麼了？我立刻在公共電話上用電話卡幫她打了所有的電話號碼，包括他父母家，他姊姊以及幾個朋友的手機。

很幸運，至少他的母親回答了我的詢問，我聲稱我是紅夾克男在精神醫院認識的朋友，有事要找他。

原來紅夾克不但在跑警察也在逃賭債。平常他不是住父母家便是姊姊家，但從醫院回家後，他不敢回家，他的案子滿嚴重的，他媽再也找不到他了。

我把我聽到的全告訴加拿大女生，她不可置信地告訴我，不會吧？

她說，紅夾克在出院前向她發下山盟海誓，他會帶她去看星星和衝浪，他會泡咖啡和做牛排給她吃。

我以為我打聽到的這些消息會讓她很傷心，甚至崩潰。沒想到的是，她一陣狂笑後，安靜下來，她說，沒事，這樣也好，省得麻煩。

從這句話後的每個晚上，藍夾克理所當然地單獨陪伴加拿大女生。

然後，一個長得像娃娃的漂亮女生入住了。藍夾克一直注意著她的動靜，我以為會發生什麼事，畢竟病院現在住了二名年輕有吸引力的女孩。

但病院休息室靜悄悄地，彷彿什麼事也沒發生。

73

剛才我領到便當，便坐在我一直寫字的桌前吃著，態度冷漠的護理師又再度告訴我，必須把食物帶回床前吃，我說我無法在床前吃，她滿堅持，她說，「你把床邊的塑膠櫃拉出來，用拉板吃。」但我不願意，覺得毫無必要，我堅持在原來的地方，她要我找主任說，我問她，過去那麼多天，我一直在這裡吃呀，不是嗎？今天為什麼不可以？

醫師來調停了，他認為坐在床前吃飯沒什麼問題，而且坐在桌子上吃飯的三位病友吞嚥困難，而我沒有這樣的問題。

他很認真地說，我也不想猜測他的原意。我是無法那樣吃飯，好好坐在桌子上吃飯，對我是一種禮儀和象徵，就算必須把飯拿到床上吃，我也不想讓人看到，坐在床上吃飯，我覺得很慘。

除非我躺在豪華的旅館，我的情人把早餐端到床前，我們一起享受那樣的晨間舒適。

醫師沒站在我這邊，他告訴我，如果在醫院生活這麼困難，那不如考慮出院，畢竟目前我的治療已經有進步：我只吃二顆代替藥。但他也同時說，如果再待一陣子，我會更穩定。但我必須自己決定，因為醫院的規定就是這樣。

我很高興治療有進步，幾乎已經可以離開，但我突然捨不得離開這裡。這是什麼心理？

這位醫師可能上網查詢過我的名字，知悉我是位創作者。他常說，妳已經是這麼傑出成功的人士了，妳還要追求什麼？放下吧。

放下吧。

放下什麼呢？

當時我向他頂嘴，他好像要說什麼但說不出來。

此刻的我當然知道，放下那無盡的擔憂和煩惱，放下過去與未來，

好好活在此刻當下。

74

因為父親去逝而生痔的女人，拉出了襪子給我看，她那因中風或糖尿病而腫大的腳。

她說因父親去逝才變成這樣。

我相信。

今天公共電話前有好多人打電話。這些人撥的電話，不是沒接通，就是接通了只講了幾句，最後，有一位一直講電話，而電話對方一句也沒有。

我羨慕又可憐他們。

我沒有可以打電話的人。

真的。

我也不需要打電話給誰。

穿帥夾克的男人拿出一張電話卡，撥了兩次一一九，我看著他打電話，其實他根本沒有插卡。他走回櫃檯很平靜地告訴櫃檯人員，說他已經打了一一九，等一下救護車就會來了。櫃檯人員回答他說，好。

我有點好奇了，我去櫃檯問那個女護理師，一一九會來嗎？

她說，不會來，因為這裡已經是醫院，一一九不會到醫院。

那個國學大師裝扮的唐裝男子又打電話了，我聽到電話上的對方說，「不必吧，錢不夠。」男人說，「夠！我還有三分鐘。」然後他當場就唱了一首情歌。歌曲我不喜歡，但他的歌聲真的不錯。

我從廁所回來後，公共電話前換了一個男人，但他又在電話上廢話連篇。

在上一個冗長的電話結束後，唐裝男子立刻走上去要撥了電話，但是護理師伴隨一個老男人過來，打斷唐裝男子。護理師幫那個老男人撥電話，因為他的卡已經沒錢了，女護理師用一張自己還有餘額的電話卡讓他打。

電話通了，老男人沒說話，我倒是聽到對方大聲問：

「你現在在哪裡？」

我的天，這是對方問的問題。

我怎麼覺得這個存在主義式的問題也是在問我。

我在精神病院。

然後，來了那位女人，她撥了電話，一直不停說話，我以為她在對電話上的某人說話，後來才發現電話根本沒撥，她只是拿著電話，她一直是一個人講話，一下子大聲、一下子小聲，彷彿她也在和別人對談。

我明白，她也是和自己對話。

後來她一直在嗚咽，聲音頗大，正在寫日記的我很盼望她能離開公共電話，她有說不完的永恆悲傷。

此刻，我好像沒有同情心，只像一個旁觀者了。

75

今天感覺遲鈍，頭痛。

和櫃檯人員爭論，為的是我想下樓做運動，他們就是不肯，我的個性不認輸，我問她，醫方有什麼規定，為什麼我不能下樓運動？

他們說有規定，就是不能，這時候來了二、三名男性護理人員都是不肯，我說，我感覺很悶，頭痛，我只希望動一動，護理師如果怕我潛逃，或者做什麼自殘或傷人的行動，可以一起陪著我，他們覺得我好像正在「發作」，對我的詢問不理不睬，所以跟他們爭辯了一個多小時，可以運動的時間也過去了。

我要他們拿出任何證明文件證明為什麼不可以下樓運動，他們的確拿出來了，那是我的入院同意書，我在同意書上簽了名，同意書上有一條「病人不得任意離開醫院」。我看完同意書後，又堅持說，我要去的運動館是設在醫院內。

但不管是誰，不管我說什麼，都沒有人同意讓我下樓運動。整天情緒因此非常的糟，執念產生，我用憤怒的聲音，說了一些氣話。

這麼久了，我很少生氣。

會來醫院戒斷，是因為下決心要切斷我的安眠藥。但醫院好多規定卻不合理。

我爭辯的是，因為他們把我當成重病病人，彷彿我是思覺失調症者，但我不是，醫師也知道。

好多天不能運動，只能在病房裡，我有點快發瘋了。

我覺得自己可能真的有精神病了。

76

下午睡了午覺，但是我並未吃安眠藥，這讓我很高興，這是之前不可能發生的事，之前就算我要睡午覺，我也必須吃二顆史蒂諾斯。

我仍然和櫃檯的護理師做無謂的爭論，他們仍然堅持我跟戒重度毒癮的病人一樣，不能去打籃球。

我對他們說，你們有時間陪一個「裝病」的女人，卻不願意讓我或陪我去樓下打籃球，不是非常奇怪嗎？還是因為她看起來比較可憐？我剛開始非常同情這位女性，還和她跳舞做晨操。但是她很戲劇性，有時會裝病，至少從我的角度。女護理長卻覺得我失言了，她不認為那位女病人裝病。

然後「裝病」的女人又再度在休息室大吵大鬧，我就不想再理她了，我很需要安靜，但她吵架裝病的聲音讓我覺得有壓力，使我頭痛。

77

今天我和一位坐在我身邊，穿著得當的男子談他的未來。

他知道他的優點，他能措辭得當，他花了多次時間和我討論，最後拿出那張我幾乎覺得無聊的陳情書，反面是Mickey Mouse，正面印有：「某某人在此陳情，本人並未違法持槍等等。」

他如獲至寶的文件，我卻覺得沒必要看下去了。他很開心，因為好不容易才透過別的病友取得這張陳情書。但我說，反面是米老鼠不是很可笑嗎？他堅持因紙張不夠，所以反面才會出現米老鼠的圖案，但正面的文案百分百是對的。那就可以了。

總之，他也不笨，他說他想好他未來事業的名字了，叫「晴空深耕」，以後他要做有機農業生意。我對晴空深耕沒有什麼意見，真的是不錯的名字，生意我不懂，但如果真的想做就去做吧。我鼓勵他，他說，妳說得這麼簡單，我要先去學農業、怎麼種植植物，還有植物有機學等。

我心裡有了疑問，有這麼多農業學要學，他能嗎？我看著他，卻沒有把我的疑問提出來，他立刻說，我知道我書讀不多，你認為我學不了，對不對？

我不知道他為什麼那麼想，我問他，你的學歷是什麼？

他說高職。高職為什麼不能學？我從來不重視學歷，我覺得自學比較重要，我鼓勵他，在那個晚上，我們坐在休息區，我提供了我買的沙琪瑪、泡麵、可口可樂等，總之，我們聊了很多。

他相信，因此也要我相信他是對的，他已經找到辦法。

我的相信還不到十五分鐘，因為他還是沒有正式的公文，還是那張反面印著米老鼠的陳情書，但他深信因為這一張陳情書，他們便會讓他出院。

在這裡，我沒有討厭任何人，我甚至都覺得我有點喜歡他們，但只要我知道他們一些我不喜歡的事後，我就會改變對他們的看法。這世上沒有完美的人，別人也許也正在討厭我也不一定。

現在我都不在意了。

君子之交本應淡如水，古人的說法是對的，我不一定要因為逃避寂寞，而和別人親近。

我沒有看他正在寫的信，但我看到他以鉛筆工整地重寫二遍，他不應該把事情告訴我的，因為他是警方送進來的人，我不相信醫院會讓他離開。

他現在要我幫她找女朋友，好吧？在我為他壯膽後，他走向一位女人問他名字，用一張紙寫上他的問題，那女人就坐在我隔壁的座位，我感覺不到她的性格，她總是對任何人好話連篇。

一位長得不怎麼樣的中年男生來找我，那天他聽到我和藍夾克的談話，他決定以後要去愛沙尼亞或是烏克蘭尋找金髮美女，他要我告訴他什麼管道。我說，我也不知道管道，就直接買機票過去吧，希望最好她們都愛上你。

不知道誰會愛上他，而且誰又會愛上我呢？

78

在醫院這些天，我突然做了好多夢。

我又做了一個和性有關的夢。一個我看不清面貌的男人親近我，他的毛髮、毛細孔每一個細節都歷歷在目。

我們並不陌生，也不熟悉，兩人靠近彼此。但僅此而已。

79

「我告訴你，我活不到明天了。」

那次她說時，我不是太以為意，我才剛搬進來，而且她似乎在對另一位室友說，不是對我。

幾個月前，她也是一樣坐在室內的門口，阻擋門外的人進入，用筷子自殘吧？

十五歲的她，未死。好幾次了。

在之後的日子裡，有一天，她告訴我各種人的不是，別人偷她的衛生紙，她常在房內用猶太語或什麼奇怪的語言禱告。

我覺得能禱告很好，我很佩服，所以沒有回答什麼。

記得嗎？我被她用重重的書擊打中胸部好幾次，但現在和她說話了，我佯裝遺忘，我佯裝所有她告訴我的話都是真的。我不太覺得是真的，但我也不在乎了。

她說她最好的朋友，明天就要走了。我已分不清，是離開這裡，離開人世，還是離開她？好像有一種感覺，三者都差不多。

都不在了。

都不會在了。

80

我的安眠藥歷史是在母親的子宮開始的，我知道，但我不知道她為什麼？她那時才十八歲，也是個孩子。

我從小恐懼，從小沒有得到父母的肯定或擁抱，我是無愛的孩子，也是無望的孩子。我總是把事情想得最糟，所以我非常羨慕任何樂觀的人，儘管其中的他們也有人愚蠢至極。

我是可憐的小孩，我知道說可憐這二字很可悲。

Pathetic!

我現在改用德文自言自語。

可悲的是他。

但可能不只他，歷史有時就是可悲的。

那位從中國跟著國民黨來台北的侍衛兵後來是什麼人生，他知道他侵犯小孩的經驗影響了小孩的一生嗎？

不對，我什麼都沒做，我甚至不知道他為什麼要摸我的下體，而我什麼都不懂，卻忍受了幾秒，然後我扔下他送的洋娃娃，逃離那裡。

這些年幼的經驗跟我後來服用安眠藥也有關嗎？

那時他佯裝要我去跟他拿一個洋娃娃時，我就應該學會「如何拒絕」？

雖然我只是孩子。

而他是個戀童癖。

81

一個人為何會從一天服用半顆藥，變成一天服用五、六顆呢？這是慢性自殺，還是無法自我控制的自殘？醫師突然這麼問我。

可是我服用安眠藥只是為了好好活著，為了隔天早起寫作和工作啊！我不停地告訴醫師，我不想自殺。我從來沒有這個想法。我想長命百歲。

我吃安眠藥，因為我想早起工作。

不然的話，我希望我服用的是鴉片。

不然的話，從現在開始，我改服鴉片吧？不同在哪？至少服用鴉片我會鎮靜開心，感覺世界的美好。這是我的想像，我從來沒服用過。

只是在臺灣服用安眠藥合法，服用鴉片非法。

我從來沒有吸過鴉片，從前，我和前夫的約定是，我們兩人從八十歲哪一天起，搬去金三角，每天不必做什麼，就抽大麻或鴉片。當時我答應他，我們還正經地打了勾勾做下瘋狂不正經的約定。

當然，過去玩笑的誓言早已煙消雲散。

82

榮格曾經說過，我們的潛意識裡也住著魔鬼，所以潛意識本來便也有自殺的意圖，那便是人格的陰影。我看起來很勇敢，很想好好地活下去，那是我的一號人格，但也許我的二號人格卻讓我有慢性自殺的傾向？乃不畏懼地去吃安眠藥？

83

在運動不得之後，我一直很不開心。

醫師仍然一樣的說法，我現在只剩下服用一顆代替藥，其實戒得差不多了，可以選擇離開，回家便可以運動了。他的語氣似乎都快有那麼一絲嘲諷了。但他也是在告訴我一個好消息：我戒安眠藥之路已經幾乎快成功了，只差最後一步。

所以，我決定離開這個逐漸像監獄的地方。

醫護人員詢問，你的緊急聯絡人是誰？我說，我沒有。我真的不知道緊急時要麻煩我的妹妹嗎？

我愛妹妹嗎？我記得她有一年開刀，我去看她，她一直喊痛，我很想靠近她，照顧她，但我不知道怎麼做？會不會更痛？如今這麼多年，她的日子過得好嗎。

我們從未坐在一起談天說地，是不是我們的父母得什麼詛咒，他們生一個孩子，再生一個，再繼續生一個又生一個孩子，都是女孩，都在夏天，他們除了生小孩好像沒有其他娛樂。而我除了工作也沒有娛樂。

父親一生外遇不斷，母親走上牌桌。

母親後來愛上唱歌，但她五音不全，晚年買了一台卡拉OK機，天天拿著麥克風自唱，可惜真的不好聽。我從來沒唱過歌，我會害羞，我最多只能去無人的港口或山裡吼嗎？我想狂吼一下。

我真的渴望能把鬱悶喊唱出來，像Linkin park樂團的查斯特・班寧頓（Chester Bennington）那樣，或者像蒂納・透納（Tina Turner）。

84

因為長期服用安眠藥會妨礙性生活，而我不知情，因為藥的副作用如此，我替前夫難過，那麼多年的婚姻，他把他的青春獻給我，獻給一個吃安眠藥的人。他真的愛我，但我卻沒給他正常的婚姻生活。

還記得巴黎那著名的心理治療師的問題，她冷靜地說，沒有任何人告訴您：沒有性生活的婚姻，遲早會出問題嗎？

沒有。

我不怪那些不告訴我的人，怪自己，我怪史蒂諾斯。

我幾乎像沒有性別般地活了太多年，我的性生活太少，除了特別激情的男子挑起我情慾的底線，而那好像只是陌生人。我的感情確實奇怪，就算不是理想的人，有時沒有感覺，也不覺得污穢，也不過一、二次吧。我為了一位阿爾巴尼亞男人整天在聽那首我不了解卻也無所謂的義大利情歌。我那時瘋狂地愛上他，為了他三次去阿爾巴尼亞的首都提亞納，我只想感受我對他的愛，但不是性。

在巴爾幹戰爭的年代。

科索伏獨立時，我在科索伏，整夜聽著音樂；茉莉花革命時，我在埃及——聽阿拉伯情歌，廿三歲那年，在巴黎聽李奧納・柯恩（Leonard Cohen）。

年少的我，在歐洲四處旅行，我睡得很好，甚至可以睡朋友家的沙發，後來不僅需要安眠藥，我還必須獨自睡一張床，就算與丈夫同住。

85

今天她沒有向我要茶裏王。當我還在狐疑時，她走向我說，妳可以借我三千元嗎？

我問為什麼呢？

她語帶哽咽地說，她好像得了乳癌，出院後必須下山去檢查，需要錢。

但是乳癌檢查可以用健保吧，她說不行，她急需這筆錢，我說那真的是乳癌怎麼辦呢？她說那她會去找父母要，但三千元無法向父母要，可能她不希望父母擔心吧，我這麼想。

但還記得啊，加拿大女子帶我去看過這位巨蟹座酗酒女子的房間，衣櫃裡滿滿的都是茶裏王和沙琪瑪及泡麵，她其實很會規劃她的生活資源。

我說，讓我幫你檢查一下，妳方便嗎？可以，她讓我摸了她的胸部，她說，我摸了一下，是軟的啊？她示意我摸乳頭，但上面貼了膠布，這當然便是硬的，但誰知道是不是乳癌？

問題是她竟然哭了起來，我幾乎也快含淚了。

但誰知道你是不是又來耍我呢？我說妳先去掛個號，用健保，檢查不用錢，她卻一直扯別的。

僅管我差一點被她弄哭，但在接下來的談話中，我突然覺得這是場爛戲，她連台詞都沒準備好。

我的表情告訴她，我不會借他。她毫無誠意地拜託我，是一種知道我會不會借的拜託。

我狠下決心跟隨醫師的說法，在這裡不要借貸。反正我馬上要離開這裡了。

他曾說了二次，離開這裡就不要再跟任何人聯絡了，對你不會有任何意義和好處。

第一次，我反對他的說法，我覺得好像缺乏人性，但第二次我卻徹底被他說服了。我只要看她說謊，而且不承認說謊，我便知道。

86

原本打算出院後把溫哥華女孩當朋友，但她要的實在太多了——性、男人，還有即刻要解決的痘痘的問題，我原本愧疚自己不接她的電話，想一想醫師的經驗談，就硬起心來。

所有我在戒毒病院裡認識的人都會在我心中的劇場消失，有的人還在打那隻公共電話，有的還在欠錢，欠色、欠煙，欠一瓶藥丸或者K他命，甚至只欠茶裏王。

溫哥華的女孩說，我根本沒什麼問題，我只是吸K而已。

「我只是吸K而已。」

我幫她用書法把這幾個字寫在紙上，她不要收。

「我只是吃安眠藥而已。」

我寫了這一句給自己，我想貼在床上，護理師說不行喔，這裡都不能貼任何東西。

ＯＫ，我自己告訴自己：我只是吃安眠藥而已。

我只是吃安眠藥而已，不過安眠藥的副作用是嗜睡，所以我很想睡也常常睡，有時不分黑夜白天都在睡，跟我親愛的母親一樣。後來的她又在吃藥後出門購物，被摩托車撞了，肋骨斷了二根，從此也不太能行走。再後來的她便失智乃至長年臥床，直至溘逝。

別人還以為我在和男人談戀愛，別人還以為我在忙社交，或創作，但我只是吃安眠藥而已。

我只是吃史蒂諾斯而已，只要兩顆，我就可以睡二小時，宜眠安也可以，我常常過量，好可怕的習慣，這不會讓我去社交，只會讓我社恐。

這只說明，不管是離開他，或者是沒能離開後來的他，我都沒過好真正的生活。我現在渴望離開安眠藥，重新開始新生活。

高傲的代價
便是孤獨。

87

她常說，妳為什麼不能不吃，睡不著就睡不著，就躺在那裡？又會怎樣？

我知道，他就是渣男，妳為什麼一次、兩次分手？又一次一次復合，沒有他會怎樣？沒有他，就一個人，真的不會怎樣。

這是她的話，但我都不知道是不是自言自語了。

妳常常曲解別人的好意成惡意，把別人的真心當成驢肝肺，這樣我們連姊妹都做不成了？

對，快做不成了，妳用這種態度指責我用藥，那真的沒法。

妳到底要我怎麼樣？我要做什麼？

妳不必做什麼？不要指責我就好，不要逼我不用藥就好。

我根本不在乎妳吃不吃，要吃就吃，妳要吃什麼，關我屁事。

妳為什麼要打電話跟我說，跟我說這些，說著說著妳就生氣。

我跟妳說，妳只是憂鬱症，妳就吃抗憂鬱藥物就好，妳就不聽。

我不聽，我吃抗憂鬱藥，仍然睡不著，如果睡不著我沒有辦法寫作。

所以。

電話談話就無寂而終了。

我知道，高傲的代價便是孤獨。

88

那位性成癮的男子有著一雙漂亮的眼睛，他建議出院後和我一起走聖雅各之路（Routes of Santiago de Compostela），我答應了，後來我把想法告訴朋友J，J說我們一起去吧，他很想和性成癮的男子一起去朝聖。

我在醫院裡看到他和很多人一樣，去求護理師讓他快點出院。我突然覺得，我不急著出院，我很想成為性成癮者。

89

是有些日子，我有運動，不必煩心太多不必要的事情，所以不必吃安眠藥那麼多，一天四顆吧。

我在柏林家時有一度自己開始輕度戒藥。

我有陣子把藥切半顆，已經吃到三顆半了。

所以我的藥劑充足，如果一天只吃三顆半，那半顆很重要，我小心地切下去，那切法必須很專心，否則就不是完整的半顆。如果不是完整的半顆，我必須重切。

我做了這件事很多年，也不只在柏林。

沒有人明白這種事情，荒謬無比，我為什麼就是那麼古怪，我相信安眠藥，不相信自己。

我怎麼會這麼沒有意志力。但我以為我有啊，我做過很多人都做不到的事，我覺得自己已經走過了七八個人生。

這一次我是發願戒藥，現在二〇二五年初。

此時升起信心，我想像那些被我切斷史蒂諾斯，每一顆藥都像白蛆，是我最怕的動物，但是我居然曾經一顆一顆把它們吞下去。我吞過幾公斤幾公斤的藥呢？

因為別人不在乎你，不在你身邊，因為你恍神，你已經昏迷，整天只想快點過去，用安眠藥睡過去，把時間睡過去。

老天，我常雙眼含淚，沒有什麼事，沒有電話，沒有不合理的帳單，沒有不愉快的訊息或不來的訊息。我一直很想睡，但沒有安眠藥你又覺得睡不了，只好吞下去，睡了下去，醒來這世界仍然一樣，你仍然想睡，而且更想睡。

不是睡在我旁邊的人不愛我，是我沒告訴他，我沒告訴別人，我內心裡的那些驚慌和恐懼。

我只是活著一天過一天。

唯一慶幸的是我從來沒想過要死，我只是很少笑。也不再像少女時那麼瘋狂，我變得膽小懦弱，修養不好，有時會被人激怒。

每天三次要到護理師的小推車前報到，三次要把舌頭伸出讓他檢查，確定藥真的吃下去了，我當然真的吃下去了。

是工作人員太少嗎？護理師都很忙，工作量很大，連我想下樓運動不得之事，都要好多時間不停解釋，那個曾經可以自行打電話的女人，有一天突然不能打電話了，要好幾個人幫他打，我只是想出去運動卻無法去，這件事情讓我很沮喪。

91

有住院經驗的友人在我要去病院前警告我，你不要去，你會受不了的。但我很高興我去了，因為我幾乎成功了，事實上我已經快戒掉史蒂諾斯了。

我不敢相信。

還好我去了。我可以去任何地方，我可以親身體會，我本來覺得永不可能的事，居然辦到了。

我一生幾乎所有的事都是這樣實踐出來的，因為自我實踐，所以才有我。

92

可以訂購零食的時間到了，群情興奮。

但我要離開了，我沒有什麼要買，除了答應再幫那個酗酒女士買茶，我也可以不買，但這真的是小事了，我連她可能得乳癌的事都沒幫上。溫哥華女生下了結論，哈哈，買福利社零食，是這裡最重要的大事，除此之外，還有潘若迪的健身操，除此無他。

但傍晚時刻，休息室氣氛變了。

我和溫哥華女生詢問護理長，即然有音響，我們可以點歌嗎。

可以，可以。

大家哄然起來，一共點起十幾首，護理師們在網上找，只找到幾首。

但他們沒找到至今我還愛的歌，路里德的「Walk on the Wild side」。休息室現在迷漫著音響極差的音樂，可惜因為音響太不好，氣氛仍然悶悶的，少了歡樂。

93

在另一個角落，一個病人是聖公會成員，她在我身邊唸過好多好多次禱詞：我信聖神，宣教會，寬恕一切罪惡，肉身復活，永生不滅，阿門。我不相信肉身會以物質方式復活。但我不想和她辯論。

她又做了一次禱詞。

這令我想起我爸臨終時，我也請牧師為他誦禱，不信神的他非常憤恨，不想聽。他說我都還沒死，你們在搞什麼？我看得出來，我爸是一點都不想死，求生意志非常堅定，他讓我想起梁實秋大師，他在死前也說了他不想死。

父親絕不討論身後事，他只浪漫地說過，他希望他的骨灰撒在海峽中線，但我覺得那是出於故意的浪漫，我如何將他的骨灰撒在海峽中線？後來，我們將之置於台北山上某個靈骨塔。

我呢？樹葬吧？哪一棵樹呢？

其實吃安眠藥那些時刻，我都覺得我想活著，而且想活得更好，活得更有勇氣。我都想再去一些我喜歡或我沒去過的地方，做一些沒做過的事。

我只是養成一種壞習慣，我只是想快入眠，不必煩惱。但這些安眠藥使我更煩惱，且損壞了我的大腦。

本來我以為這也沒什麼，很多人都這樣吃吧？搞不好更多人吃的藥比我更多？我以為這世上應該有一種System，可以讓我們Reset，去戒掉安眠藥吧？像金庸小說裡的毒都可以找到解藥。

去年也曾經在柏林報名戒藥，在東柏林白湖附近，可惜當時我有事不能入住，之後沒有床位了。那時，我也不覺得非要把所有的事推開去戒藥。那時不相信安眠藥可以戒斷，那幾乎就像我不相信腳斷了可以接回一樣。

我現在才知道，有戒斷的可能，真的，我後悔太晚來了。

94

從小就知道有個非常愛國的劉家昌，我不太喜歡他那種愛國，也不太聽他的歌，前一陣子他去逝時，我看了某個專訪，他在訪問中很驕傲地說，他吃了多年很多安眠藥，最近把安眠藥戒了。說真的，他說時很得意，使我開始對戒藥產生興趣。也許不無可能吧，我的戒藥的計劃是從這裡開始的。

也是更早一陣子，得知有個中國人汪小菲去舉報藝人大S吃史蒂諾斯，他把史蒂諾斯說的彷彿像毒藥，我大約可以猜出當時發生什麼事，大S吃安眠藥量比醫師開的份量還要多，所以她可能要朋友以朋友的名字去診所掛號拿藥給她，或者她要人去地下藥局買。我也買過很多，這是違法沒錯，但我相信有不少人跟我一樣，無助的人們在深夜不能入眠，怎麼辦？我們的明天該怎麼辦？

95

小學和國中的畢業旅行，我因為太過興奮，怕自己睡過頭，來不及趕到學校，所以穿著制服，躺在床上，整夜睡不著。

第二天的我，無心旅行，幾乎都在巴士上睡覺。

96

失眠是如此奇怪的感覺，好像在那種時刻，大腦和靈性脫離關係，令人操心的事情一一會在心裡浮上，是真的如他們說的，腦內的褪黑激素使時間感錯亂？

我們不該在那些時刻睡覺？

或者我們不該在那些時刻煩惱？

有研究表示，中古世紀，人們睡眠時間和現代人不一樣，是分二次，第一次是晚上七八點睡到十一點，狄更生的小說便描繪了他的第一次睡眠，第二次是三點後，這二段睡眠當中，人們會起來餵牲畜、向神祈禱，甚至串門子，也因此，很多女人會在此時受孕。

古代人夜的歷史似乎和今人不同。我有可能活過中古世紀的歐洲，我從出生以來的記憶中，每夜三、四點一定會醒來。但我誤會了好時光而去吃安眠藥？

我鍾意中古時代的歐洲，那時的人覺得憂鬱很正常，人們在路上相見，有可能相擁大哭，沒有人會覺得奇怪。

而不但中古世紀的歐洲，在中國古代似乎也可能有這種雙相睡眠，在北宋的《本草品彙精要》中便有：「夜半服藥需分兩寤，初寤宜安神，再寤可攻疾。」

我現在相信《黃帝內經》所言：「陽氣盡則臥，陰氣盡則寤。」所以，以後不會再在乎自己倒底是何時睡及睡多久了。

我曾看過藏教有比丘尼一生都在坐禪打坐，因修行得道，從不睡覺，就像《酉陽雜俎》中的終南山異人終日不眠一樣，那是他們修道有成，陽氣有餘，因此不需睡眠。

98

去年是三．二億顆，臺灣人一年吃掉的安眠藥的份量可以排成一條高速公路總長。

很多人吃史蒂諾斯後做的荒謬的事，我也有，多少次，我半夜去翻冰箱找食物，以至於都想要在冰箱上個鎖，以免自己去碰觸。第二天醒來，卻不記得我吃過那些食物。我媽媽甚至還會開車出門。

還有，夢遊時，我有非常多奇怪的訊息，最主要是以英文寫給情人，那些句子如此古怪，他會明白？也許他會？因為我們到今天還沒有分手。

其實最讓我難過的是，這麼長時間安眠藥成癮，遺失大量長期和短期的記憶力，尤其是長期性的，我真的想不到也想不出更想不起來許多事，而我一生又做過那麼多有趣的事，那些沒太多人敢做的事，那些旅行冒險，與世界精英領袖名人的喝茶對談，我連照片都遺失了，更何況太多當時沒攝影留下的人與事。

還有我遺失了好多字彙，無論中英法德文，我有興趣且自以為是的自修知識也開始遺失，而且這幾年特別嚴重。

最令我難過的是我得了閱讀障礙症，以及無法好好享受音樂。安眠藥還有一個副作用是肌肉會慢慢無力，以致於會肌少症，所以我再怎麼重訓，也不能成為肌肉女，我仍能上得了玉山嗎？我曾經也一直想攀登玉山。

我深怕自己運動能力愈來愈不如從前，而且無法好好寫作了。我不能記憶，一個作家的最大資產不就是他的記憶？

而我現在已近戒藥了，我的記憶力有可能恢復嗎。我且樂觀拭目以待。

99

不管看幾遍，我還是會忘記我最喜歡的電影導演羅伯特．布列松（Robert Bresson）的轉場或英國作家石黑一雄的人物刻劃，我不記得蘇東坡的詩，我不能背誦王國維，我也不能數鈔票。這後者是因為數了前面就忘了後面。

也因此，最近兩年我經常痛苦的想著：可能我不能創作了。那該做什麼呢，創作若不得意，不如不做。

醫師耐心地聽我說，他又再度表示，「不能創作就不要做了吧，妳已經成名了，為什麼還要堅持創作？」

可是我覺得做不夠好啊，我想在死前再寫一本自己喜歡的書，拍一部自己滿意的電影。我創作過太多作品，我覺得都不夠好，需要再努力。

還有，每每聽到有人張口便能長段背誦古詩詞、心經、易經，我就開始煩惱，確定我曾經背過，但現在那些字不知遺失何處，他們再也不記得我。

但有時我也不羨慕，因為他們只會背誦，不會理解，或者他們的理解和我不一樣，我喜歡重新再去理解，像無知的孩子一樣。

100

我終於受不了醫院的制式規定。

我不了解的是，下樓去運動場活動和在室內和別人坐在一起活動，到底有什麼不同？就不會傳染？都是同一組人，究竟有何危險？

醫師的解釋是，因為大家的毒癮不一樣。我雖不需觀察，但有些人需要。即然知道我不需觀察，卻又要觀察我，才能讓我去運動，這不就是制式規定嗎？

好吧，這是院內規定，我們不要推翻也推翻不了。

這位新來的前中年男子這麼告訴我。

他又再度透露他那未來宏偉事業，他認為這個名字就可以賣翻了，喔，他說，他把幾百萬的秘密不小心告訴我了。

晴空深耕。

我又對他說一次，我終於可以離開瘋人病院了，沒人逼我來，沒人逼我去。其實我們都在精神病院，這世界就是一個精神病院。無論是裡面或外面。

無論裡外。

101

我是愛上我的主治醫師才來這裡的，我們談話不多，但身體的對話很多，我曾抱著他，謝謝他的理解。我真的好愛他，那些愛撫，那一波又一波的高潮，他讓我覺得我活得很值得。

但他喜歡的是另外一個女孩，我猜他們做一樣的事，我想變成他喜歡的女孩一樣，但他說他喜歡我，不要我改變，而且他離不開我。他還沒有離婚，他也不會。

所以我再度又來了精神病院。

以上這段文字你不必追究，因為這是院裡新來的像娃娃的漂亮女生告訴我的故事，我答應她，永遠不會告訴任何人，她的名字。

她看起來像洋娃娃，睫毛長長，身材瘦高，她寫了好多詩。

我不認為她的詩寫得多好，但我羨慕她的激情，因為我再也沒有，我只會在憶起過去和悲愁，以及操心正在進行的事情，有時我突然覺得我愛的人根本不愛我，我只是自欺欺人，有時我又不這麼覺得，但我不會再寫詩給他。以前我寫過好多首詩給他。

回想人生，我的性高潮也多半和我不愛的人而已，我對我的感情和愛人無所期待。

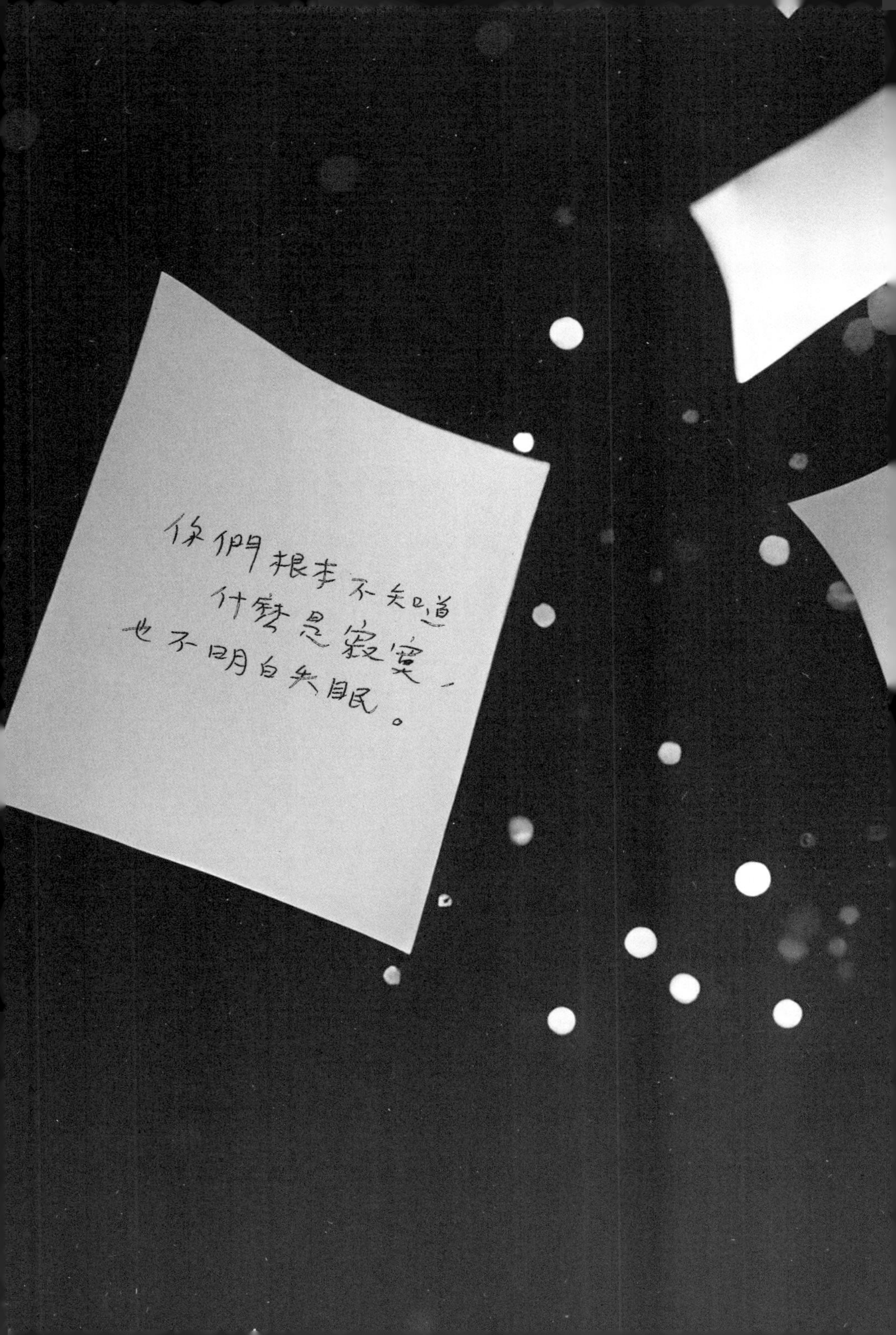
你們根本不知道
什麼是寂寞，
也不明白失眠。

102

會不會是出於忌妒？加拿大女生告訴我，這位新來的漂亮女生從事特殊行業，真正的意思是，她是一名酒家女。

酒家女又怎樣呢？

我覺得我明白她，我也保留了她的秘密。我們坐在一起時，她會輕拂我的頭髮，她撫慰了我。如果有人在旁，她總是沈默。她真的愛她的主治醫師，我曾見過他們二人坐在角落密談。但看起來正像一個醫師應該關心病人那樣。

我選擇離開這個醫院。還因為一位護理師，她在半夜三點到四點之間，讓我站在冷清清的休息室等候。那時，我的胃已經在發痛中。

她先是沒表情地說，沒有藥了喔，然後說，妳的藥需要醫師處方簽，醫師不在，我胃食道逆流已經逆流溢到鼻孔，半夜三點如何睡？

她說，那我只能給你止痛藥，我不懂為何要拿到胃藥這麼困難，而且我是胃食道逆流，吃止痛藥有用嗎？不然再給我備用的安眠藥吧，因為我根本不能睡了。

那一天寒流又再度經過台北，她站在溫暖的藥房室，透過玻璃窗和我說話，而我只穿薄衣站在大型休息室等候。那天是台北最冷的一天，我是穿著睡衣站在那裡等，因為她不讓我回房間等候。

就是她，某天她突然在早晨叫醒我，而我說想繼續睡，她說，沒想過像你這麼有氣質的女人，一方面要睡，一方面又要人幫你留包子？

我當時不明白，現在明白了，每個病人都有自己喜歡的醫師或護理師，每個護理師或醫師何嘗不是一樣，一旦他不夠喜歡你，覺得你麻煩或喜歡無理取鬧，他們的心門早關上一半。

而醫院經費也許不夠請足夠的醫護人員，他們確實都忙碌。

而在這裡工作的確需要愛心，什麼樣的愛心？我看過那女人正常生活，但每兩天，她便大喊大叫要人幫她倒水，或幫她撥電話，過兩天病情好轉，一切恢復正常。但過二天，表演型人格又發作了，反正大喊大叫一定就會引起護理師關心。

而我只是想打籃球就不行。

還有休息室那些無謂靠牆的桌椅？

奇蹟發生似的，這事也讓我寬心，在我要離開病院的那一天，桌椅全搬出來了，大家都可以坐在桌椅上吃三餐。

104

我的主治醫師在我決定離開前告訴我，這世界上就需要像我這種有理想的人，為了爭取改善那一點不符合人性的事去奮鬥，去追求理想。「我們需要企圖改善社會的理想家，」是的，醫師，你安慰了我，那你呢？

有一天如果需要再進這個病院，我知道這些規定醫院一定不會改的。這就是體制嗎，我們很難推翻。

或者醫院應該分門別類再清楚些？需要把戒安眠藥或戒抗憂鬱症藥放在一組，戒酒戒賭分成一組，而服用其他重度毒品的人放一組。而不是全部聚在一起，使用同樣的規定。

我初步戒安眠藥算成功。我的個性會改嗎？不再任性、不再憂鬱、不再反社會，直接從憤怒改成慈祥。我暗自地笑了，慈祥這二個字不適合我，永遠不合適我。

我只是這麼想，但常常想錯。

我要說，醫院有非常多優質的醫護人員，其中一位穿綠衣的工作人員最認真，他完全沒有任何脾氣，說話總是溫和有禮，為病人著想，他是負責配送病房食物的人，也許大家因此特別喜歡他。

我和他對話幾次，他語氣平和，就像和朋友講話一般，他讓我驚訝了幾次。

我離開醫院的理由也不重要了，在那個台北最冷的冬天。

那個帶著金邊眼鏡的護理師，嘲諷我，不肯給我任何藥，除非他聯絡到醫師，不給胃藥只給止痛藥，還有因為她故意拖延了半小時的時間，也不能再給我原來我可以得到的備用安眠代替藥。

我不知道她是討厭她的工作還是純粹就是討厭我。她為何沒有一點關心，她雙手插在胸前瞪著我，以非常厭惡我的眼神看著我，我非常在意那眼神，她的意思是妳正在浪費大家的時間，妳是一個麻煩製造者。

後來我把她的行為告訴醫師，他說他問過她，她雙手插在胸前，是因為天冷，所以她才有那個動作。

但請相信我，雙手插在胸前，有不同的插法，冷眼旁觀時大家不也雙手插在胸前嗎？再加上那冷冷的眼神。

這麼細微的不同，這麼巨大的人性險惡。

需要他們去開啟監視器嗎？不需要。沒那麼嚴重，這沒有對錯，我可以離開，我覺得也好，此事是我加速離開的理由，沒有什麼好抱怨。

的。

除了這位護理師和那可惡院方不能讓我運動的規定，其他都是好

反正我已離開了。

106

離開那裡後，有二位病友打電話給我，我都沒接，我好像沒有準備好接聽，我的醫師不是說過，離開這裡後，就把這些人忘了吧，也不要再聯繫，繼續往前走就好了。我遵從了他的建議。

107

我有一個算好友的朋友，我們亦師亦友，我不記得我教過她什麼，但她最近告訴我，我曾經啟發過她。她也有吃安眠藥的習慣，出於某種奇怪的想法，有一陣子，她會向醫師要安眠藥，並把多出的安眠藥都保存下來，她說，等到哪一天不想活的時候，可以使用，所以她大約保存了一百顆。有一天我又開始焦慮我的藥不夠用了，我從柏林打電話到台南給她，請她用航空包裹寄給我，她卻不肯，隨即便掛了電話。當時覺得她不像好朋友，現在反而有點理解她。

失眠的名人太多了，達利、Lady Gaga還有我鍾愛的流行音樂天王麥可傑克森，他實在為失眠受太多苦，最後堅持注射麻醉劑，他的醫師怎麼那麼不小心，他沒注意劑量，還在樓上和情人通電話，是他害死了他。我永遠不能忘記他是怎麼死的，在準備最後一次世界巡迴，他那處女座追求完美的性格，一遍又一遍地彩排，或許再加上那幾件不公允的戀童癖報導和官司，要他如何睡覺？

我曾住過慕尼黑，和已逝導演法斯賓德是鄰居，他的作品我很欣賞，但他人格明顯有點問題，喜歡虐待情人，甚至導致情人為他而死。他只活了三十七歲。他一生從未好好睡過覺，飽受失眠之苦的他說：「只有死亡才是真正的休息。」他有一次去坎城參加影展，那一次他得了獎，酒會後的夜晚，和朋友一瓶又一瓶威士忌，然後已經半夜三點，友人都回房間睡了，失眠的他，通常是先吸古柯鹼後吃安眠藥，其中還一瓶又一瓶的威士忌。他電話撥到他朋友的房間，希望朋友能陪他渡過長夜，朋友真的很睏，不想接電話了。法斯賓德只能到他的房間敲門，敲門聲之大，友人不得不開門。

法斯賓德站在門前，滿臉哀怨地說，「你們根本不知道什麼是寂寞，也不明白失眠。」

蔣經國也曾經為失眠受苦，因為軍醫無法讓他睡著，他把醫師炒魷魚。後來的醫師非常聰明，他告訴經國先生，這是新類型的安眠藥，其實，那只是一顆大粒的維他命，沒想到蔣經國會因為那顆大顆的藥而睡得非常好。

我太了解這種心理了，我常常暗示醫師給我維他命即可，只是不要告訴我真相。但這不可能，因為我拿到的藥都有包裝和說明書，除非醫師參予一場白色騙局，把包裝全換了。

108

常常，我也聽週遭的朋友說她們也吃安眠藥睡覺，並且語帶擔心，但我聽藥名便知道他們吃的是輕微的鎮靜劑，但我覺得也好，至少不是吃會上癮的藥物。

L多年來一直告誡我，吃這麼多安眠藥是什麼人生態度？為什麼這麼可憐？

現在，我很慶幸我戒藥成功了，可憐，這二個字不再屬於我。

還沒告訴他，我已成為乾淨之人，已遠離史蒂諾斯，開始運動，定時睡覺，定時起床。我仍然憂鬱，但可能更像波特萊爾那種憂鬱（Le spleen de Paris），從青少年就沾染上的憂鬱之感（Spleen），我覺得能接受，我可以這樣活下去。

憂鬱應該是戒斷後的戒斷現象吧，我帶著憂鬱之心，離開醫院，去看中醫，中醫師為我針灸，在頭上插了許多針，我覺得自己正像默片大師弗里茨·朗（Fritz Lang）的電影《大都會》裡地下城的女子瑪麗亞一樣，將用心結合智慧和勞動，未來走向光明大道。

我開始迎接新的人生。我走過半個世界，從地獄歸來。我沈睡了好多年，不敢相信，自己居然還活著，而且開始寫起下一本書了。

戒斷日記：失眠戒癮醫院卅天

作者　陳玉慧 Jade Y. Chen
主編　林正文
企劃　鄭家謙
封面設計　任宥騰
美術編輯　江麗姿
校對　林秋芬

董事長　趙政岷
出版者　時報文化出版企業股份有限公司
一〇八〇一九 台北市和平西路三段二四〇號七樓
發行專線　（〇二）二三〇六六八四二
讀者服務專線　〇八〇〇二三一七〇五
（〇二）二三〇四七一〇三
讀者服務傳真　（〇二）二三〇四六八五八
郵撥　一九三四四七二四　時報文化出版公司
信箱　一〇八九九　台北華江橋郵局第九九信箱
時報悅讀網　http://www.readingtimes.com.tw
法律顧問　理律法律事務所　陳長文律師、李念祖律師
印刷　綋億印刷有限公司
一版一刷　二〇二五年六月六日
定價　新台幣四〇〇元

戒斷日記：失眠戒癮醫院卅天 / 陳玉慧著 . -- 一版 . -- 臺北市：時報文化出版企業股份有限公司，2025.06
面；　公分

ISBN 978-626-419-472-3(平裝)
1.CST: 失眠症 2.CST: 戒斷 3.CST: 通俗作品

415.9983　　114005475

978-626-419-472-3
Printed in Taiwan